ÉTUDE

SUR LES

MARIAGES CONSANGUINS

ET SUR LES CROISEMENTS

DANS LES RÈGNES ANIMAL ET VÉGÉTAL

PAR

Antony CHIPAULT

Docteur en médecine,
Ancien interne en médecine et en chirurgie des hôpitaux de Paris.

PARIS

GERMER BAILLIÈRE, LIBRAIRE-ÉDITEUR

RUE DE L'ÉCOLE-DE-MÉDECINE, 17

1863

TABLE

CHAPITRE PREMIER. — La question des unions consanguines intéresse à un très-haut degré le médecin et le législateur. Les inconvénients qui peuvent surgir de l'interdiction des unions consanguines ne sont rien à côté des malheurs qu'elles attirent sur la tête des enfants.. 1

CHAPITRE II. — On a prétendu que les maladies attribuées à la consanguinité doivent être attribuées à l'hérédité. Réponse aux objections 5

CHAPITRE III. — Opinions des auteurs contre la consanguinité. Les uns ont fourni de simples assertions ; d'autres ont donné des faits. La seule méthode numérique peut conduire à la solution du problème. 9

CHAPITRE IV. — Des maladies produites par la consanguinité : de la surdi-mutité, de l'épilepsie, de l'idiotie, de l'aliénation mentale et de quelques autres maladies. Observations et statistiques..... 17

CHAPITRE V. — Prétendue innocuité des mariages consanguins. Réfutation de cette opinion..................................... 51

CHAPITRE VI. — Les conséquences fâcheuses de la consanguinité sont plus facilement appréciables dans toutes les conditions où les alliances sont restreintes........................... 66

CHAPITRE VII. — Prophylaxie des maladies causées par la consanguinité.. 76

REMARQUES RÉTROSPECTIVES. — Coup d'œil sur les lois anciennes et modernes en matière d'alliances. Tolérance des lois chez divers peuples de l'antiquité. Leur rigueur chez les Romains. Des empêchements de parenté au point de vue du mariage............. 80

CHAPITRE VIII. — Des accouplements consanguins chez les animaux. Leurs bons effets sont loin d'être prouvés. Opinions des auteurs.   87

CHAPITRE IX. — Du croisement dans les plantes entre individus de la même variété. Des effets de ce croisement.   107

CONCLUSIONS.   110

ÉTUDE

SUR

LES MARIAGES CONSANGUINS

ET SUR LE CROISEMENT

DANS LES RÈGNES ANIMAL ET VÉGÉTAL

CHAPITRE PREMIER.

La question des unions consanguines intéresse à un très-haut degré le médecin et le législateur. Les inconvénients qui peuvent surgir de l'interdiction des unions consanguines ne sont rien à côté des malheurs qu'elles attirent sur la tête des enfants.

La question des mariages consanguins est à l'ordre du jour. Beaucoup d'auteurs se sont prononcés pour leur nocuité; quelques-uns seulement ont défendu leur innocuité. Tous ont apporté des preuves à l'appui de leur opinion; mais, jusqu'à ce jour, les anticonsanguinistes seuls ont fourni des preuves convaincantes. D'après ces preuves, il ne me semble plus possible de nier le danger des unions consanguines, et pourtant, à voir l'ardeur que mettent quelques médecins à les défendre, on pourrait croire que le problème n'est pas résolu. Je tâcherai de démontrer que la solution en est donnée; et, par mes efforts, j'espère au moins attirer l'attention sur une question qui a bien quelque importance.

Pour le médecin, quelle étude est, en effet, plus intéressante que celle des unions consanguines? Cette étude, faite d'une manière approfondie, vient éclairer l'étiologie des infirmités les plus terribles qui affligent l'espèce humaine. Il ne suffit pas que le médecin cherche toujours les causes des maladies en dehors de l'homme même ; il est utile aussi qu'il demande compte au sang de ses influences bonnes ou mauvaises. Je sais bien que l'hérédité explique une foule de maladies ; personne aujourd'hui ne peut nier la transmission de la syphilis des parents à leurs enfants ; personne non plus ne peut nier l'hérédité du tubercule et du cancer ; mais la question n'est pas celle-là. La consanguinité n'est pas l'hérédité. Et la consanguinité n'a pas encore été invoquée comme cause de maladies, et pourtant, lorsque des parents consanguins bien constitués auront pour enfants des sourds-muets par exemple, ou des idiots, ne devra-t-on pas accuser la consanguinité comme cause de la surdi-mutité ou de l'idiotie ? Les incrédules disent bien vite qu'on a oublié de demander si dans la famille il n'y a pas eu déjà de sourds-muets ou d'idiots. Mais si on leur répond que l'interrogatoire a été aussi complet que possible, ils accusent de mauvaise foi celui qui rapporte l'observation. Ces arguments ont peu de valeur, il faut en convenir ; ils ne me convaincront jamais. Jusqu'à ce qu'on m'en produise de meilleurs, je persisterai à croire que la consanguinité est la cause de plusieurs maladies terribles. Je vais même jusqu'à dire qu'en pathologie je vois peu d'étiologie aussi évidente.

Si ce que j'avance est vrai, et si mon opinion s'appuie sur des faits nombreux et bien observés, il devient facile de porter remède aux maux que produit la consanguinité. Le médecin connaît la cause, il l'indique, la supprime, et son effet n'a pas lieu. Mais le médecin ne peut, pour ainsi dire, que signaler cette cause de quelques maladies ; sans doute il pourra, dans certains cas, en empêcher les effets par ses conseils et par son influence ; mais sa puissance sera toujours, à ce point de vue, très-limitée. Il n'appartient qu'au législateur d'empêcher les ravages que peuvent produire les unions consanguines en les interdisant à jamais. Quelques auteurs hésitent à demander l'interdiction absolue de ces mariages ; mais je demande quel est le motif d'une pareille réserve. Je demande comment il est possible d'empêcher le mal autrement que par la suppression de la cause. Je ne vois pas de moyen terme.

On a fait des objections.

Supprimer les mariages consanguins, c'est porter atteinte à la liberté individuelle. Personne plus que moi ne la respecte et ne désire la voir respectée.

Mais quand il s'agit de questions de ce genre, peut-on et doit-on mettre en avant la liberté individuelle? Quel est l'homme qui oserait l'invoquer à ce sujet, s'il était persuadé qu'en épousant une cousine germaine, par exemple, il dût avoir un enfant sourd-muet ou idiot? Toute discussion me semble inutile.

On a fait une autre objection.

Supprimer les mariages consanguins, c'est troubler le repos des familles. Je ne vois pas trop comment. Les familles dans lesquelles il y aurait de ces maladies à constater n'en seraient pas plus troublées; elles constateraient la cause du mal; voilà tout. Et d'ailleurs, à présent même, beaucoup de familles consanguines, qui renferment dans leur sein des idiots ou des sourds-muets, savent très-bien accuser la consanguinité de ce malheur. Quant aux unions qui seraient sur le point de se faire, elles ne seraient permises qu'autant que le mariage serait publiquement décidé.

Les objections ne signalent que des inconvénients, et il n'est pas d'infirmité plus terrible que la surdi-mutité.

Il ne faut pas tenir compte non plus de quelques inconvénients de société et de famille qui pourraient ressortir de l'interdiction des unions consanguines. Ces inconvénients ont plus ou moins d'importance. Je vais les énumérer.

1° Une jeune fille qui habite dans un village dont la population est au-dessous de trois cents feux peut rencontrer de grandes difficultés à se marier. — Il est certain qu'en lui interdisant d'épouser son cousin au premier ou au deuxième degré, c'est lui créer une difficulté de plus pour le mariage; mais dans ce cas de mariage consanguin ne vaut-il pas mieux qu'elle ne se marie pas?

2° Le défaut ou la modicité de la dot peut empêcher une jeune fille de trouver à se marier ; or il peut se faire, et cela arrive encore quelquefois, qu'un de ses parents veuille bien la prendre avec ce qu'elle a. Si l'interdiction est promulguée, cette jeune fille sera vouée au célibat ou forcée d'épouser un homme d'une condition inférieure. — C'est vrai ; mais cela ne vaut-il pas mieux pour elle que d'avoir à soigner des enfants infirmes ?

3° Lorsqu'une jeune fille, âgée de plus de vingt-quatre ans, n'a pas trouvé à se marier hors de sa famille, c'est encore la condamner au célibat que de lui ôter le dernier moyen de se marier en lui interdisant de s'unir à un de ses parents. — Sans doute ; mais il est préférable de vivre dans le célibat que d'être la mère d'enfants idiots ou sourds-muets.

4° Une veuve peut avoir besoin d'épouser un parent pour pourvoir à l'éducation de ses enfants. Si on l'empêche de faire ce mariage, c'est condamner la femme et les enfants à vivre dans une position médiocre et même misérable. — Mais à quoi bon permettre à cette mère d'avoir des enfants infirmes?

5° L'interdiction des unions consanguines empêchera la conservation des biens dans une famille illustre ou importante. — Ce n'est qu'un malheur au point de vue de la fortune.

Telle est l'énumération de toutes les raisons sociales qu'on peut invoquer pour défendre les unions consanguines, mais ces inconvénients n'ont, pour ainsi dire, aucune valeur relativement aux malheurs qui en sont la conséquence.

Il me reste maintenant à parler des infirmités causées par les unions consanguines. J'étudierai d'abord la surdi-mutité, sur laquelle M. Boudin a donné des preuves si précieuses et en même temps si convaincantes. Je tâcherai ensuite de démontrer que l'épilepsie est aussi une maladie dont la cause remonte quelquefois aux unions consanguines. Enfin, j'appellerai l'attention des observateurs sur quelques infirmités que j'attribue aussi à la même cause.

CHAPITRE II.

On a prétendu que les maladies attribuées à la consanguinité doivent être
attribuées à l'hérédité. Réponse aux objections.

Lorsque les partisans des unions consanguines ont vu que
leurs adversaires apportaient chaque jour un grand nombre
d'observations à l'appui de leur opinion, ils sont venus dire que
l'on ne tenait pas assez compte de l'hérédité, et ils ont prétendu
que les infirmités considérées comme le résultat des unions consanguines devaient être attribuées à l'hérédité.

Et d'abord, qui dit consanguinité ne dit pas par là même
hérédité. Sans doute, si un cousin tuberculeux épouse sa cousine
germaine bien portante ou malade, il pourra se faire que de ce
mariage naissent des enfants tuberculeux. Mais observer ainsi
serait mal observer au point de vue de la consanguinité ; ce
serait vouloir ajouter de nouvelles preuves à la loi de l'hérédité.
Or, le plus grand nombre des observations ne portent aucune trace
du vice qu'on leur reproche. Presque toujours l'observateur a
tenu compte de la santé des conjoints, et dans presque toutes
les observations données à l'appui de notre opinion il est prouvé
que les parents étaient doués d'une bonne constitution. Or,
quelle maladie peuvent transmettre deux individus bien portants? Ils n'en ont aucune à transmettre. Et pourtant leurs
enfants sont idiots ou sourds-muets. Comment cela se fait-il?
Je ne vois que la consanguinité à accuser ; et pourquoi ne l'accu-
serais-je pas?

« Les sourds-muets, dit M. Devay, que nous voyons abonder
dans les familles, ne s'y trouvent pas en vertu de l'hérédité.
Il n'y en avait pas avant les alliances de sang, qu'elles soient
isolées ou répétées. Mais ces affections oculaires, mais ces déviations organiques sont survenues dans les familles où jamais
elles n'avaient apparu avant la consanguinité. Reconnaissez
donc une fois pour toutes que la consanguinité, et c'est là le
véritable nœud de la question, a précédé l'hérédité. Celle-ci en

est la conséquence. Ne dites plus, en présence de ces résultats, de ces faits nombreux, qui proviennent, on peut le dire, de tous les points de l'horizon : « Que la consanguinité, même répétée, est sans inconvénients et doit même produire de bons résultats, si les conjoints sont exempts de tout vice héréditaire ou même doués des meilleures qualités physiques et morales ! » Ce serait une puérilité, puisque l'observation démontre que la consanguinité donne les vices héréditaires à ceux qui n'en ont point. Ne dites plus que la constitution des familles où l'on voit se dérouler la pathologie entière des maladies chroniques repose sur de vagues assertions.

» Non, il faut le reconnaître, peu de points de l'étiologie morbide sont aussi nettement établis que ce qui concerne l'influence désastreuse de la consanguinité. Que des familles s'abusent encore sur ce point, l'intérêt et le défaut de lumières peuvent l'expliquer ; mais que les médecins ne nient pas ce qui est aussi évident que la lumière du jour (1). »

On a objecté que souvent les anticonsanguinistes n'avaient pas dans leurs observations relaté la santé des ascendants, et qu'alors on négligeait de parler d'une influence héréditaire importante. Ceux qui ont fait cette objection ont oublié que presque toujours l'observation a été faite. Leur objection n'a donc pas sa raison d'être ; elle tombe d'elle-même.

Et d'ailleurs, il est une maladie, la surdi-mutité, au sujet de laquelle il est maladroit de parler d'hérédité. Cette infirmité n'est pas héréditaire ; elle ne se transmet que très-rarement. En vertu de quelle cause naît-elle donc ? N'est-ce pas sous l'influence de la consanguinité saine ? Il faut bien l'admettre, car il est rare de voir un sourd-muet épouser sa cousine germaine, et de plus lorsque deux sourds-muets s'unissent entre eux, ils ont des enfants qui parlent. Que devient alors la loi d'hérédité ? elle est dans ce cas souvent en défaut, comme nous l'apprend Ménière, médecin de l'institution des Sourds-muets. Voici ce qu'il écrivait

____

(1) Devay, *Du danger des mariages consanguins sous le rapport sanitaire*, 2ᵉ édit., chap. VIII, p. 148.

en 1846 : « On ne peut pas dire aujourd'hui que tous les enfants sourds-muets doivent le jour à des parents entendants et parlants. Il n'y a pas longtemps que l'on a recueilli les premiers faits en contradiction avec ce principe, et l'on a pu constater un certain nombre de fois l'hérédité directe de la surdi-mutité. On doit dire cependant que ces faits constituent une rare exception et qu'habituellement, dans l'immense majorité des cas, les sourds-muets mariés à des sourdes-muettes ont des enfants qui entendent et parlent. Cela est vrai, à plus forte raison quand le mariage est mixte, c'est-à-dire quand un des époux seul est sourd-muet (1). » Un auteur anglais, Adams, qui a fait un livre sur l'hérédité est du même avis que Ménière. D'après cela, est-il possible d'invoquer l'hérédité comme seule cause de la surdi-mutité? Est-il possible surtout de dire que nous attribuons à la consanguinité ce qui appartient à l'hérédité?

Des études qu'on peut faire sur l'étiologie de l'épilepsie, il résulte qu'elle n'est pas aussi souvent héréditaire qu'on pourrait le supposer et qu'on le croit généralement. Sans doute M. Moreau (de Tours) soutient que cette maladie est très-souvent héréditaire. Plusieurs auteurs ont soutenu l'opinion opposée. Pour Tissot, la transmission de l'épilepsie est considérée comme un fait exceptionnel. Gintrac se rattache à cette opinion. M. Beau et M. Delasiauve ont obtenu des résultats peu favorables à l'hérédité. M. Beau a trouvé 22 fois l'hérédité sur 232 cas, et M. Delasiauve a trouvé, sur 300 cas :

167 cas sans renseignements.
120 — avec déclaration formelle de non-hérédité.
  5 — avec hérédité présumée : 3 mères, 1 frère, 1 tante, épileptiques.
  8 — avec affinités nerveuses : 2 oncles imbéciles, 1 frère idiot, 1 mère sujette aux convulsions, 1 frère sujet aux convulsions, 2 mères hystériques, 1 tante aliénée.

Leuret n'a constaté qu'un seul cas d'hérédité sur 67 épileptiques.

(1) P. Ménière, *Recherches sur l'origine de la surdi-mutité* (*Gazette médicale de Paris*, 3ᵉ série, t. I, p. 143).

De l'opinion de ces observateurs, il résulte que l'épilepsie, maladie dont l'hérédité est incontestable, n'est pas aussi souvent héréditaire qu'on le croit. Or, comme jusqu'à présent on a toujours observé en vue de l'hérédité, on n'a pas relaté la cause toutes les fois qu'il n'y avait pas hérédité. On a négligé la consanguinité, et pourtant les faits assez nombreux prouvent qu'elle produit l'épilepsie. C'est donc à elle qu'il faut s'adresser quand il n'y a pas hérédité.

Il en est de même des affections mentales. Voici ce que je lis dans la thèse d'agrégation de M. Luys : « L'influence des mariages consanguins, d'après tous les auteurs qui ont étudié ces questions difficiles, est la source d'une multitude d'infirmités héréditaires. C'est un élément dont il faut souvent tenir compte. Chez les sectes religieuses qui repoussent l'alliance des étran-ers, le nombre des aliénés est incontestablement plus considérable, et l'influence des aïeux se fait plus distinctement sentir. Nous avons déjà signalé les résultats constatés à l'asile d'York ; un fait curieux qui viendrait à l'appui de cette manière de voir, c'est que, dans certaines localités où les habitants ont depuis longtemps continué de se marier entre eux, la proportion des aliénés est notablement plus forte que dans les contrées voisines. Il en serait ainsi dans les îles de la Manche, d'après le rapport adressé par M. le docteur van Leuwen aux États de l'île de Jersey ; dans certaines communes, il y aurait 1 aliéné sur 410 habitants ; le rapport n'est que de 1 à 600 en Angleterre, et 1 sur 1000 en Europe (1). »

De ce que je viens de dire, on peut conclure que, pour la surdi-mutité, l'hérédité joue un rôle presque nul ; elle joue un rôle très actif pour l'épilepsie et l'aliénation mentale. Cependant il est certain aussi que souvent l'hérédité n'est pour rien dans l'étiologie de ces affections ; alors un autre élément étiologique intervient : c'est la consanguinité.

Une objection peut être faite : « Vous parlez des conséquences

(1) Luys, *Des maladies héréditaires.* Thèse pour le concours d'agrégation 1863, art. VIII, p. 51 et 52.

fâcheuses de la consanguinité, au point de vue de la surdi-mutité, de l'épilepsie. Vous dites que la consanguinité saine produit souvent ces maladies. Et pourquoi ne les produit-elle pas tonjours? » Ce n'est pas une objection sérieuse. C'est comme si je venais dire : Je ne crois pas à l'hérédité du tubercule et du cancer, parce que cette hérédité n'a pas toujours lieu. Je n'insisterai pas.

CHAPITRE III.

Opinions des auteurs contre la consanguinité. Les uns ont fourni de simples assertions ; d'autres ont donné des faits. La seule méthode numérique peut conduire à la solution du problème.

Beaucoup d'auteurs prétendent que les unions consanguines sont dangereuses ; on peut les rattacher à trois ères bien distinctes. A la première appartiennent ceux qui n'ont fourni que des assertions, et ce sont les plus nombreux ; à la seconde appartiennent ceux qui ont remplacé les assertions par les faits ; enfin, à la troisième se rattachent ceux qui se sont appuyés sur la statistique. Ces derniers seuls ont employé la vraie méthode pour la solution d'un problème de ce genre.

En effet, pour résoudre le problème du danger des unions consanguines, à quoi peuvent servir les assertions pures et simples? Quelle peut être l'utilité des faits s'ils ne sont pas groupés et surtout comparés et comptés?

Et, d'abord, à quoi peuvent servir les seules assertions ? Ce n'est pas elles qui prouvent d'une manière convaincante que les mariages consanguins sont la cause de plus de calamités que les mariages non consanguins. Sans doute, ces assertions sont bien l'expression d'un ou de plusieurs faits, en ce sens que celui d'où elle émane a pu observer quelquefois les conséquences fâcheuses de la consanguinité ; sans doute, ces assertions ne manquent pas d'une certaine valeur, puisqu'elles prouvent que la consanguinité a eu de mauvais résultats. Mais ce ne sont que des faits isolés.

Il en est de même des observations recueillies çà et là. A quoi peuvent-elles servir? Sans doute elles établissent le danger pour quelques cas isolés, mais elles ne prouvent en rien que les unions consanguines produisent plus de maladies que les unions non consanguines.

Une seule méthode est bonne, une seule conduit à la vérité par la solution du problème : c'est la méthode numérique comparative, car toute la question est là. « Le nombre des ma- » ladies produites par les unions consanguines, dit M. Boudin, » est supérieur, inférieur ou égal au nombre des maladies pro- » duites par les unions non consanguines (1). »

Il faut donc compter et comparer. Je ne vois pas d'autre moyen pour la solution du problème. Avant de rendre compte des faits et des observations, avant de parler des résultats précieux auxquels la méthode numérique a conduit M. Boudin, je vais parler de l'opinion des auteurs sur les résultats fâcheux de la consanguinité.

Saint Grégoire, consulté par saint Augustin de Cantorbéry pour savoir jusqu'à quel degré il peut permettre le mariage, répond qu'il peut le permettre à partir du troisième degré : « nous avons appris par expérience, dit-il, que les mariages au second degré sont entachés de stérilité... *experimento didicimus ex tali conjugio nullam sobolem posse succrescere.* »

Le comte Joseph de Maistre dit, dans son livre *Du pape :* « Quelle loi dans la nature entière est plus évidente que celle qui a statué que tout ce qui germe dans l'univers désire un sol étranger ? La graine se développe à regret sur ce même sol qui porta la tige dont elle descend : il faut semer sur la montagne le blé de la plaine, et dans la plaine celui de la montagne ; de tous côtés on appelle la semence lointaine. La loi, dans le règne animal, devient plus frappante ; aussi tous les législateurs lui

(1) Boudin, *Mémoires de la Société d'anthropologie,* p. 506.

rendaient hommage par des prohibitions plus ou moins étendues. Chez les nations dégénérées, qui s'oublièrent jusqu'à permettre le mariage entre des frères et des sœurs, ces unions infâmes produisirent des monstres. La loi chrétienne, dont l'un des caractères distinctifs est de s'emparer de toutes les idées générales pour les réunir et les perfectionner, étendit beaucoup les prohibitions; s'il y eut quelquefois de l'excès dans ce genre, c'était l'excès du bien, et jamais les canons n'égalèrent sur ce point la sévérité des lois chinoises. Dans l'ordre matériel, les animaux sont nos maîtres. Par quel aveuglement déplorable l'homme qui dépensera une somme énorme pour unir, par exemple, le cheval d'Arabie à la cavale normande, se donnera-t-il néanmoins, sans la moindre difficulté, une épouse de son sang (1)? »

« D'après une règle commune à presque toutes les nations policées, dit M. Troplong, la famille ne doit pas trouver dans son propre sein les éléments d'une famille nouvelle. Le sang a horreur de lui-même dans le rapport des sexes. C'est par un sang étranger qu'il veut se perpétuer (2). »

Fodéré disait : « Les lois civiles qui permettent le mariage entre l'oncle et la nièce, la tante et le neveu, et entre les cousins germains, sont contraires aux indications sacrées de la nature et ne tendent qu'à abâtardir l'espèce humaine. »

En 1822, Spurzheim, dans son *Essai sur les principes élémentaires de l'éducation*, disait : « La dégénération des hommes se manifeste bientôt dans les familles qui se marient entre elles. »

Le physiologiste Burdach dit : « L'alliance entre proches parents est contraire à la nature; il faut que ce qui est séparé se réunisse, et il n'y a qu'une telle réunion qui rende possible un amour chaud et une progéniture vigoureuse (3). »

Pour Esquirol, « le nombre des affections mentales est ré-

____

(1) *Du pape*, 12ᵉ edit., p. 202.
(2) *De l'influence du christianisme sur le droit civil des Romains*, p. 191.
(3) Burdach, *Physiologie*, traduction Jourdan, t. II, p. 259.

marquable en Angleterre, surtout parmi les catholiques qui s'allient presque toujours entre eux. » Il ajoute : « On peut en dire autant des grands seigneurs en France, qui sont presque tous parents. »

Esquirol n'est pas le seul qui ait remarqué que les unions consanguines produisent l'aliénation mentale.

Ellis dit : « Les mariages entre parents consanguins produisent des enfants prédisposés à la folie. Pourquoi en est-il ainsi? Je ne prétends pas l'expliquer ; mais je ne doute pas du fait, non-seulement d'après mes propres observations, mais aussi particulièrement d'après le docteur Spurzheim et autres, qui ont fixé leur attention sur ce point. Ce fait, du reste, ne saurait être trop généralement connu et l'on ne saurait trop en prévenir les résultats. »

Déjà, dès 1846, M. Puibonnieux disait : « On s'est aperçu qu'un très-grand nombre de parents de sourds-muets étaient parents entre eux avant leur mariage. La même observation a été faite, d'ailleurs, pour les idiots. »

Ménière a écrit : « Le mariage entre consanguins ne se rencontre jamais plus fréquemment que dans les localités où naissent des sourds-muets en plus grand nombre. Le mariage entre parents est une cause de détérioration de l'espèce, cela est certain. »

Dans un livre qu'on ne saurait trop lire, en raison de l'esprit d'observation et de l'érudition qu'on y rencontre, M. Lucas dit : « Les alliances entre familles d'une seule et même race, lorsque la race est assez nombreuse pour que les alliances n'y dégénèrent pas en unions consanguines et surtout lorsque les diverses fractions de la race occupent une certaine étendue de pays, sont distantes l'une de l'autre et n'ont ni le même régime ni le même système de vie ; ces alliances, chez l'homme comme chez les animaux, ne sont que conservatrices du type de la race. Dans le cas contraire, la consanguinité s'y développe et produit les mêmes conséquences que dans le sein des familles. L'autre cause d'erreur est l'élimination de l'influence du temps. La consanguinité, dans l'union des sexes, est-elle physiologique, c'est-à-dire trouvet-elle de bonnes conditions de santé dans les membres unis de la même famille? Les résultats varient selon que le système d'alliance se poursuit ou ne se poursuit pas. A la première, et même parfois à la deuxième génération, elle peut ne déterminer aucun effet fâcheux ; mais l'expérience prouve d'une manière péremptoire que, dès qu'elle se prolonge au delà de cette limite, même dans le cas très-rare où elle n'entraîne alors le développement d'aucun mal héréditaire, elle cause cependant l'abâtardissement de l'espèce et de la race, la duplication et le redoublement de toutes les infirmités, de tous les vices, de toutes les prédispositions fâcheuses du corps et de l'âme, l'hébétude de toutes les facultés mentales, l'abrutissement, la folie, l'impuissance, la mort de plus en plus rapprochée de la naissance chez les produits. Les hommes, les animaux, les végétaux eux-mêmes, dans ces conditions, en ressentent les mêmes effets (1). »

Le 20 juin 1856, voici comment s'exprimait Rilliet dans le *Journal de chimie, médecine et pharmacie* : « Les unions consanguines produisent les inconvénients suivants : relativement aux parents, absence, retard ou imperfection de la conception (fausses couches) ; relativement aux produits : 1° produits incomplets (monstruosités) ; 2° produits dont la constitution physique et morale est imparfaite ; 3° produits plus spécialement exposés aux maladies du système nerveux et par ordre de fréquence, l'épilepsie, l'imbécillité ou l'idiotie, la surdi-mutité, la paralysie, des maladies cérébrales diverses ; 4° produits lymphatiques et prédisposés aux maladies qui relèvent de la diathèse scrofulo-tuberculeuse ; 5° produits qui meurent en bas âge et dans une proportion plus forte que les enfants nés sous d'autres conditions ; 6° produits qui, s'ils franchissent la première enfance, sont moins aptes que d'autres à résister à la maladie et à la mort.

» J'admets, du reste, que dans une même famille tous les enfants échappent parfois à l'action de la consanguinité ; que

---

(1) P. Lucas, *Traité philosophique et physiologique de l'hérédité naturelle*, t. II, p. 905.

dans une famille les uns sont frappés, les autres sont épargnés ; que ceux qui sont atteints ne le sont presque jamais de la même manière. Ainsi, ils ne sont pas tous épileptiques, tous sourds-muets, tous paralysés, tous scrofuleux, mais ils sont diversement influencés, soit par le fond, soit par la forme, soit par le degré (1). »

Pour moi, cette opinion de Rilliet a une grande valeur. Rilliet était un observateur très-consciencieux ; et s'il avait cette opinion sur les unions consanguines, il est certain qu'elle était basée sur l'observation d'un grand nombre de faits. Mais la mort est venue enlever Rilliet au moment où il se proposait de fournir des faits à l'appui de son assertion. Le docteur Elliotson, cité par M. Boudin, dit dans sa *Physiologie de l'homme* : « Les juifs des classes riches ont la mauvaise habitude de se marier entre cousins germains ; aussi ne voit-on nulle part ailleurs autant de louches, de bègues, d'originaux, d'idiots et de fous à tous les degrés (2). »

Cette opinion de M. Elliotson ne peut être accusée d'avoir été donnée à la légère. Dans une lettre écrite à l'*Athœneum* par le physiologiste anglais, voici ce qu'il dit : « Vous avez cité mon nom dans un travail sur les effets de la consanguinité... J'ai fait remarquer, en effet, dans mon *Traité de physiologie humaine*, p. 1098 « que je n'ai jamais vu tant d'exemples de bé- » gayement, de surdité, de maladies nerveuses et même d'imbé- » cillité à tous les degrés dans un même nombre de personnes.» Ceci est le résultat de mon observation et je la maintiens. »

Becquerel dit dans son *Traité d'hygiène :*

« Les croisements appliqués à l'espèce humaine peuvent rendre de grands services et, appliqués judicieusement, contribuer à son amélioration.

» On sait que les familles qui s'unissent entre elles ne tardent pas à dégénérer et à s'abâtardir. Les mariages des proches

---

(1) *Note sur l'influence de la consanguinité sur les produits du mariage* (Journ. chim. méd. pharm., 20 juin 1856).

(2) Elliotson, *Human physiology*, 5e édit., p. 1098.

parents entre eux ont également ce résultat. Il faut donc donner le conseil de les éviter autant que possible (1). »

Mais à toutes ces assertions émanées de médecins savants, on peut toujours objecter que ce ne sont pas des preuves convaincantes. On peut dire et l'on est en droit de dire que la science ne peut pas se contenter d'assertions, quelle que soit leur source. Cependant il m'était impossible de passer sous silence les noms que j'ai cités, tout en regrettant qu'ils n'aient pas donné de faits à l'appui de leurs assertions.

M. Magne, directeur de l'école de médecine vétérinaire d'Alfort, a écrit dans un mémoire présenté à l'Académie de médecine le 12 mai 1863 : « La consanguinité propage les maladies en les aggravant, si elle ne les produit pas ; le croisement des familles offre une sécurité que les hommes soucieux du bonheur de leurs enfants et de leur intérêt ne doivent pas négliger (2). »

M. Devay est le premier qui ait remplacé les assertions par des faits. Le premier il a compris que pour une question de ce genre les faits seuls avaient de la valeur ; aussi a-t-il fourni un contingent de faits nombreux et probants. Mais malgré tout le talent qu'a déployé M. Devay dans son livre sur le danger des mariages consanguins sous le rapport sanitaire, je dois dire que son travail ne repose pas sur la vraie méthode, c'est-à-dire sur la méthode numérique comparative, la seule qui puisse prouver que les mariages consanguins produisent réellement plus de mal que les mariages croisés. Je dois faire ce reproche à M. Devay, tout en signalant l'impulsion heureuse qu'il a donnée à l'étude de la question.

M. Chazarain a contribué aussi beaucoup à éclairer la question. Il a soutenu en 1859, à Montpellier, une thèse dans laquelle il expose plusieurs observations très - concluantes et où il donne le résultat de ses recherches statistiques faites à l'insti-

---

(1) Becquerel, *Traité d'hygiène*, p. 73.

(2) Magne, *Des effets de la consanguinité et de la nécessité du croisement des familles* (*Mémoires de l'Académie de médecine*, 12 mai 1863). — Mémoire cité par M. Boudin, dans le *Bulletin de la Société d'anthropologie*, 1863, p. 548.

tution des Sourds-muets de Bordeaux. Au sujet des unions consanguines, voici ce que dit M. Chazarain dans sa thèse : « Les mariages entre parents compromettent l'espèce humaine par la stérilité, par les infirmités et les maladies qui peuvent atteindre les enfants lorsque ces unions sont fécondes; lorsqu'ils se répètent pendant plusieurs générations, ils produisent une dégénérescence physique, morale, intellectuelle, et finalement l'extinction de la famille. Dans la généralité des cas, la surdi-mutité doit être attribuée à leur influence. Enfin la consanguinité ne manifeste ses effets qu'après la première génération, et les cas de surdi-mutité native dépendant de mariages entre parents sont plus fréquents que ne l'indiquent les résultats connus (1). »

C'est à M. Boudin que revient l'honneur d'avoir étudié le problème au moyen de la seule méthode qui puisse porter la conviction dans les esprits, et c'est avec un rare talent et avec une logique embarrassante pour les partisans de la consanguinité, qu'il a démontré le danger des unions consanguines.

« Nous avons résolu, dit cet auteur, d'en appeler de l'opinion aux faits, des assertions aux preuves, des vagues appréciations aux chiffres. En effet, s'il est une question du ressort de la méthode numérique, c'est à coup sûr la constatation du nombre comparatif des infirmes qui peuvent se rencontrer parmi les enfants issus de mariages consanguins ou croisés. On peu même affirmer que si la question a si peu progressé depuis quelques années, malgré les efforts persévérants de quelques hommes consciencieux et convaincus, la faute peut en être attribuée à ce que l'on n'avait pas fait une assez large part à la méthode statistique (2). »

---

(1) L. T. Chazarain, *Du mariage entre consanguins considéré comme caus de dégénérescence organique et particulièrement de surdi-mutité congénitale.* Thèse. Montpellier, 1859.

(2) Boudin, *Dangers des unions consanguines, et nécessité des croisements dans l'espèce humaine et parmi les animaux.* 1862, p. 6.

CHAPITRE IV.

Des maladies produites par la consanguinité : de la surdi-mutité, de l'épilepsie, de l'idiotie, de l'aliénation mentale et de quelques autres maladies. Observations et statistiques

Les maladies qui naissent sous l'influence de la consanguinité sont nombreuses ; ce sont la surdi-mutité, l'épilepsie, l'idiotie, l'aliénation mentale et quelques autres maladies sur lesquelles on n'a pas encore de documents assez nombreux pour affirmer l'influence fâcheuse de la consanguinité. Nous donnerons toutes les observations et toutes les statistiques fournies à l'appui de la thèse que nous soutenons.

ARTICLE Ier. *De la surdi-mutité.* — Je ne crois pas que pour une question de ce genre, il soit inutile d'indiquer la quantité de sourds-muets qui existent dans les diverses contrées de l'Europe. D'après les divers recensements officiels, le nombre des sourds-muets serait en Europe de 250 000 environ. La population est de 277 millions d'habitants. La France, pour sa part, compte 21 498 sourds-muets, d'après la statistique de M. de Watteville. Voici, d'après le recensement de 1858, la répartition des sourds-muets par sexes et par départements (1).

Tableau de la distribution géographique des sourds-muets en France en 1858.

Départements.	Nombre des sourds-muets.			Nombre d'habitants pour 1 sourd-muet.
	Sexe masculin.	Sexe féminin.	Total.	
Ain................	136	161	297	1249
Aisne	251	194	445	1248
Allier	90	70	169	2084
Alpes (Basses-)........	92	63	155	965
A reporter.....	569	488	1066	5546

(1) *Rapport adressé au ministre de l'intérieur sur les sourds-muets.*

Départements.	Nombre des sourds-muets.			Nombre d'habitants pour 1 sourd-muet.
	Sexe masculin.	Sexe féminin.	Total.	
Report	569	488	1066	5546
Alpes (Hautes-)	161	148	309	419
Ardèche.	147	85	232	1663
Ardennes	103	71	174	1851
Ariége.	168	132	300	7837
Aube	53	51	104	2516
Aude	78	60	138	2049
Aveyron	140	87	227	1735
Bouches-du-Rhône	144	118	262	1807
Calvados	109	81	190	2517
Cantal	100	75	195	1270
Charente	113	66	179	2115
Charente-Inférieure. . .	130	93	223	2129
Cher	108	60	168	1874
Corrèze	86	84	170	1852
Corse	198	152	350	686
Côte-d'Or	130	81	211	1825
Côtes-du-Nord	320	190	105	1218
Creuse	130	99	229	1217
Dordogne	126	115	241	2094
Doubs	117	87	204	1406
Drôme	199	107	306	1028
Eure	117	89	206	1964
Eure-et-Loir	55	67	122	2385
Finistère	253	188	441	1375
Gard	166	128	294	1427
Garonne (Haute-)	179	144	323	1490
Gers	187	6	193	1577
Gironde	236	155	391	1638
Hérault	125	102	227	1764
Ille-et-Vilaine	159	126	285	2038
Indre	79	62	141	1939
Indre-et-Loire	85	77	162	1972
Isère	232	196	428	1347
Jura	154	106	260	1111
Landes	60	54	114	2717
Loir-et-Cher	44	49	93	2839
Loire...	150	130	280	1804
Loire (Haute-)	118	71	189	1592
A reporter	5828	4280	9732	77733

Départements.	Nombre des sourds-muets.			Nombre d'habitants pour 1 sourd-muet.
	Sexe masculin.	Sexe féminin.	Total.	
Report	5828	4280	9732	77733
Loire-Inférieure	122	99	221	2515
Loiret	145	138	283	1219
Lot	120	78	198	1483
Lot-et-Garonne	54	39	93	3656
Lozère	67	44	111	1268
Maine-et-Loire	97	75	172	3048
Manche.	202	174	376	1529
Marne	120	90	210	1771
Marne (Haute-)	36	29	65	3946
Mayenne	90	69	159	2351
Meurthe	262	195	457	928
Meuse.	58	60	118	2591
Morbihan	145	129	474	1729
Moselle	199	138	337	1339
Nièvre	95	72	167	1892
Nord	299	224	520	2331
Oise	97	80	177	2316
Orne	152	85	237	1815
Pas-de-Calais	197	152	349	2042
Puy-de-Dôme	334	290	634	930
Pyrénées (Basses-)	152	102	254	1718
Pyrénées (Hautes-)	216	147	363	677
Pyrénées-Orientales	34	16	50	3661
Rhin (Bas-)	333	275	608	927
Rhin (Haut-)	266	225	491	1017
Rhône	232	143	375	1669
Saône (Haute-)	80	71	151	2068
Saône-et-Loire	220	162	382	1508
Sarthe	62	41	103	4535
Seine	232	136	368	4694
Seine-Inférieure	224	173	397	1938
Seine-et-Marne	121	84	205	1665
Seine-et-Oise	130	104	234	2069
Sèvres (Deux-)	138	103	241	1360
Somme	208	185	393	1441
Tarn	112	91	203	1748
Tarn-et-Garonne	77	57	134	1752
Var	128	67	195	1906
A reporter	11694	8759	20167	154785

Départements.	Nombre des sourds-muets.			Nombre d'habitants pour 1 sourd-muet.
	Sexe masculin.	Sexe féminin.	Total.	
Report.....	11694	8759	20167	154785
Vaucluse.............	92	46	138	1949
Vendée.............	99	82	181	2153
Vienne	89	119	208	1550
Vienne (Haute-)	92	87	179	1786
Vosges	160	123	273	1412
Yonne.............	112	65	175	2108
Totaux.....	12338	9284	21321	165753

D'après cette statistique dont les résultats ne sont pas contestables, le nombre des sourds-muets est donc immense. Il n'y a pas qu'en France et en Europe que le nombre de ces infortunés est effrayant. D'après M. Ramon de la Sagra, cité par M. Boudin, voici la répartition des sourds-muets dans quelques provinces des États-Unis, en 1840.

États et territoires.	Nombre des sourds-muets sur 10000 habitants en 1840.	
	Blancs.	De couleur.
Jowa..........................	2,3	212
Illinois	3,2	61
New-Hampton...	6,3	166
Maine..........	4,4	96
Vermont..................	4,6	27
Massachusetts..................	3,7	28
Ohio.......................	3,7	18
Michigan	1,6	27
Indiana.....................	4,3	20

D'après les statistiques, on voit combien sont nombreux les sourds-muets dans tous les pays. La cause de ce mal est la consanguinité ; les observations, la statistique, le prouvent, et il ne nous serait pas permis d'appeler l'attention sur une calamité si terrible, sous prétexte de troubler le repos des familles. Je ne comprends guère cet argument ; car enfin la consanguinité est ou n'est pas une cause de la surdi-mutité. Si elle produit réellement la surdi-mutité, ce ne sera pas troubler le repos des familles que de conjurer le mal. Si la consanguinité n'engendre pas la surdi-mutité, les familles seront tranquillisées, loin d'être troublées. Les recherches ne peuvent donc être trop encouragées et tout le monde y gagnera. Quant à moi, qui suis convaincu que le mal vient de la consanguinité, je cherche à le prouver.

Et d'abord, nous citons plus loin une observation dans laquelle on compte quatre sourds-muets sur dix-huit enfants. Les dix-huit observations que M. Chazarain cite dans sa thèse ne manquent pas non plus d'une certaine valeur.

« OBS. I. — Emma R.. est sourde-muette de naissance. Son père, négociant à A.. (Creuse), avait épousé sa cousine germaine. Il paraît que depuis plusieurs générations, dans la famille R... on se marie entre parents. Emma a deux sœurs sourdes-muettes comme elle. Leur infirmité est aussi congénitale. Toutes trois présentent le facies scrofuleux. Elles sont trapues ; leur taille est si peu développée qu'on leur donnerait à peine la moitié de l'âge qu'elles ont réellement. E... est en outre épileptique. Elle a un frère qui entend et parle.

» OBS. II. — Anne D..., fille de feu J. D..., à Sainte-Bazeille, et de M. N..., sa cousine au second degré, est atteinte de surdi-mutité congénitale ; elle a actuellement onze ans. A l'époque de sa naissance, son père avait trente-trois ans ; sa mère vingt-six. Ils étaient l'un et l'autre exempts de toute infirmité. Il n'y avait jamais eu dans leur famille aucun autre sourd-muet. L'habitation où naquit et fut élevée l'enfant, n'est ni humide ni malsaine ; elle a un frère qui entend et parle et trois cousines germaines sourdes-muettes.

» OBS. III. — Marie C..., fille de M. C..., propriétaire, et de Marie B... (morte tuberculeuse), née le 15 février 1843, à Brives (Corrèze). M. C... avait épousé sa cousine germaine. Il est né deux enfants de ce mariage, tous deux sourds-muets : Marie et un garçon mort à l'âge de quatre ans.

» OBS. IV.—M. I..., pharmacien à Saint-Jean de Luz (Basses-Pyrénées), se marie avec une de ses parentes à un degré assez éloigné. Ils ne sont atteints ni l'un ni l'autre d'aucune infirmité.

Ils ont eu trois enfants, un garçon qui entend et parle, et deux filles sourdes-muettes de naissance. L'habitation de la famille est placée dans les meilleures conditions hygiéniques. A la naissance de l'aînée des deux filles, le père était âgé de quarante-trois ans, et la mère de vingt-cinq.

» Obs. V. — Marie Cal..., fille de P. A. C..., commandant en retraite et de J. R. E. F..., est née à la Maissié (Dordogne), le 1ᵉʳ juillet 1846. Le père de cette enfant est l'oncle de sa femme. Il avait quarante-trois ans et sa femme vingt-deux, lorsque leur fille vint au monde. M. Cal... est légèrement sourd. L'enfant avait dix-huit mois lorsque, à l'occasion d'une dentition difficile, elle fut prise de convulsions à la suite desquelles elle devint complétement sourde. Elle n'a ni frère ni sœur.

» Obs. VI.—Marie Per..., fille de Denis Per... et de Catherine Per..., sa cousine germaine, née le 4 août 1843, à Athunt (Creuse), est atteinte de surdi-mutité congénitale. Elle avait deux sœurs et quatre frères. La plus jeune de ses sœurs est sourde-muette. L'autre et ses frères sont morts. Le père de Marie a deux ans de moins que sa femme. A la naissance de cette enfant, il avait vingt-deux ans et sa femme vingt-cinq. L'habitation de la famille était très-humide. Marie est morte récemment d'une phthisie pulmonaire.

» Obs. VII. — Marie A..., âgée de dix-huit ans, est née au Verdon (Gironde), le 24 novembre 1840. Elle est atteinte de surdi-mutité congénitale. Son père avait pris pour femme Jeanne P..., sa cousine germaine. La maison qu'ils habitent est humide. Ils sont exempts d'infirmités. L'enfant, sujette à l'engorgement des ganglions cervicaux, est atteinte de conjonctivite chronique ; elle a deux frères entendant et parlant, et une sœur âgée de trois mois, chez laquelle il n'est pas encore possible de constater l'absence ou la présence de l'audition.

» Obs. VIII.— Mademoiselle F..., sourde-muette de naissance, est née de père et de mère cousins germains. C'est une cousine de mademoiselle D. (obs. II) ; elle a une sœur aussi sourde-muette de naissance. Deux cousins de M. F..., ayant épousé deux cousines, ont eu des enfants atteints de la même infirmité. Auparavant il n'y avait jamais eu de sourds-muets dans la famille. M. F... vit sur ses propriétés à Sainte-Bazeille et habite une maison à l'abri de toute cause d'insalubrité.

» Obs. IX. — Félix F..., fils de Pierre F..., cultivateur, et de Suzanne F..., né à Ambleville (Charente), le 13 décembre 1846. Le père et la mère sont cousins germains. A la naissance de l'enfant, le père avait trente-quatre ans, la mère vingt-huit ; ils n'ont aucune infirmité. Leur habitation n'est ni humide ni malsaine. Le jeune Félix, qui est sourd-muet de naissance, n'a qu'un frère, plus jeune que lui, qui entend et parle.

» Obs. X. — M. I. Ca..., médecin à B... (Corse), a épousé sa cousine germaine, Marie Ca... Il ont eu huit enfants, sept garçons et une fille, quatre garçons sont atteints de surdi-mutité congénitale. Le père avait quatorze ans de plus que sa femme, lorsque l'aîné des quatre sourds-muets naquit. Il était âgé de quarante ans, M. Ca... de vingt-six. Ils ont toujours joui l'un et l'autre d'une excellente santé. L'habitation où sont nés les enfants présentait les meilleures conditions hygiéniques. Il n'y avait jamais eu d'autre sourds-muets dans la famille.

» Obs. XI.—Antoine B..., né le 2 juin 1844, à Tenay (Indre), est sourd-muet de naissance. Son père et sa mère sont cousins issus de germains. Le père est laboureur. A la naissance de son enfant, il avait trente-six ans, sa femme vingt-deux. Ils sont exempts d'infirmité et ont toujours joui d'une bonne santé. Ils ont un autre fils qui entend et parle.

» Obs. XII.—Trois garçons sont nés du mariage de Jacques T..., cultivateur à Authon (Charente-Inférieure), avec Marie M..., sa cousine au second degré. Tous trois sont sourds-muets de naissance. L'habitation de la famille n'est ni humide ni malsaine. Le père et la mère n'ont aucune infirmité. Il n'y avait jamais eu d'autres sourds-muets dans la famille de l'un et de l'autre.

»Obs. XIII.—G. P..., atteint de surdi-mutité congénitale, est né à Cancale (Ille-et-Vilaine), le 24 décembre 1845. Son père, Fr. P..., capitaine au long cours, et sa mère, Jeanne H..., étaient cousins issus de germains. Lorsque l'enfant naquit, le père avait trente-cinq ans, la mère en avait trente-quatre. La maison qu'ils habitaient n'était ni humide ni malsaine. Ils n'ont eu que deux enfants ; l'aîné entend et parle.

Obs. XIV. — M. Br..., propriétaire à A... (Lot-et-Garonne), épouse sa cousine au premier degré. Deux enfants sourds-muets, un garçon et une fille, sont nés de ce mariage. M. et madame B... n'ont pas eu d'autre enfant ; madame B... était moins âgée que son mari.

Obs. XV. — Le jeune C..., de Langon (Gironde), né d'un mariage constitué d'une manière identique, affecté de surdi-mutité dès sa naissance, est en outre atteint de claudication congénitale. Il a toujours été chétif. Sa santé est très-mauvaise. Il a eu une sœur sourde-muette morte à quatre ans. Le père et la mère de ce jeune homme, riches propriétaires de la campagne, ont toujours vécu dans l'abondance.

Obs. XVI. — M. de T..., ancien officier de marine, a eu de son mariage avec sa cousine germaine deux garçons et deux filles. Les deux garçons sont atteints de surdi-mutité congénitale. L'habitation où ils sont nés et ont été nourris, située au milieu d'une magnifique campagne, présente les meilleures conditions hygiéniques. Absence d'influence héréditaire dans la famille.

Obs. XVII. — Du mariage de M. C..., propriétaire à quelques lieues de Ribérac (Dordogne), avec sa cousine germaine, sont nés cinq enfants, dont trois sourds-muets, deux garçons et une fille. Comme dans les cas déjà cités, il n'y avait jamais eu d'autres sourds-muets dans la famille. M. et madame C..., vivant dans l'aisance, ont dû s'entourer des soins que permet de s'accorder une telle position. Leur habitation est exempte de toute influence insalubre. Pas de disproportion d'âge entre les époux.

Obs. XVIII. — S. P..., de X... (Indre), a trois sœurs affectées comme lui de surdi-mutité congénitale. Le père et la mère de ces enfants étaient cousins au troisième degré. Ils n'étaient atteints d'aucune infirmité, et étaient issus de père et de mère entendant et parlant.

Ces observations sont très-intéressantes à plusieurs titres. Et d'abord n'est-il pas au moins surprenant de voir que, sur 60 enfants nés de 18 mariages consanguins, il y en ait 38 sourds-muets et 22 bien portants? Ce résultat prouve que la consanguinité n'est évidemment pas sans influence. De plus, la santé des parents est notée presque toujours bonne, de sorte qu'il faudrait attribuer à la consanguinité saine tous ces cas de surdi-mutité. La consanguinité morbide, qui fait intervenir l'hérédité, n'y est pour rien.

M. Devay rapporte l'observation suivante : « Voici le fait qui s'est passé récemment dans le cabinet d'un médecin de Lyon. Une jeune femme, belle, bien constituée, lui présente un joli enfant de trois ans, sourd-muet de naissance qui n'avait eu aucune affection du système nerveux susceptible de laisser après elle un désordre de cette nature. Un deuxième petit garçon, âgé de quatre mois, faisait redouter à la mère le même malheur ; il était en effet complétement sourd.

» On répond aux questions que le père était un homme bien constitué ; que, dans la famille, il n'y avait jamais eu de sourds. Mais alors, dit-on à la pauvre mère, vous avez épousé un de vos parents; on ne saurait trouver d'autre cause au malheur de vos enfants!... — Vous savez donc, répondit aussitôt la dame, que j'ai épousé mon oncle? Les craintes sur l'infirmité du second enfant ne se sont que trop réalisées ; comme le premier, il est atteint de surdi-mutité, et il ira avant peu rejoindre son aîné à l'institution des Sourds-muets de Paris. »

Dans cette observation, il est facile de voir que la consanguinité saine a seule joué son rôle pernicieux, puisque le père et la mère étaient bien portants, et que, de plus, il n'y avait eu aucune infirmité de ce genre dans la famille. L'hérédité ne peut donc pas être invoquée.

M. Forestier, médecin des eaux d'Aix, rapporte le fait suivant: « Le premier enfant de deux époux cousins germains, mais remarquables par leur belle constitution, naquit doué de tous les sens ; à l'âge de dix-huit mois, il fut pris de fièvre très-aiguë avec délire, mais sans convulsions ; à la suite de cette maladie les membres inférieurs s'atrophièrent, et il devint cul-de-jatte. Mais ce ne fut pas tout; dès le début de la maladie, l'ouïe fut altérée, et peu à peu totalement abolie. Le second enfant naquit doué de tous ses sens, mais il succomba à l'âge de cinq ans. Le troisième vit encore, mais est complétement sourd; cette surdité est survenue progressivement. Le quatrième est né sourd-muet. Le cinquième, bien constitué, très-intelligent, est atteint d'un affaiblissement de l'ouïe. Le sixième, du sexe féminin, vint au monde privé de l'ouïe. Dès l'âge de trente ans, santé générale déjà altérée, symptômes passagers d'hallucination. Le septième, venu au monde bien portant, est idiot dès son enfance. Le huitième enfant, doué d'une magnifique santé, est né sourd. »

La santé des parents a été notée avec soin dans l'observation de M. Forestier; ils étaient doués d'une magnifique constitution. Et ils ont eu huit enfants atteints d'infirmité plus ou moins prononcée!

La *Gazette des hôpitaux* du 7 octobre 1862, rapporte l'observation suivante du docteur Duteval : « Il y a environ quinze ans, M. D..... épousait madame B....., sa cousine germaine. Ils étaient l'un et l'autre d'une constitution irréprochable et appartenaient à des parents qui jouissaient aussi d'une très-bonne santé. Je me suis informé avec soin des antécédents de la famille, et il est parfaitement clair pour moi qu'il n'y a jamais eu de surdi-mutité ni maladie héréditaire d'aucune espèce. De ce mariage sont nées deux filles, l'une âgée aujourd'hui de treize ans, et l'autre de dix. Toutes deux sont muettes. »

Dans ce cas, comme dans les autres, les parents étaient parfaitement constitués; l'hérédité ne peut pas être invoquée non plus pour expliquer la mutité des deux enfants nées de ce mariage.

L'observation du docteur Perron n'est pas moins concluante: « Les deux frères Valet sont originaires de la haute montagne; ils sont grands, magnifiquement constitués et ayant joui jusqu'ici d'une santé parfaite; ils ont épousé les deux sœurs, leurs cousines germaines. L'aîné habite encore la montagne; il a eu plusieurs enfants, dont l'aîné seul, âgé présentement de vingt ans, est sourd-muet. Le cadet est employé au chemin de fer depuis six ans; il charge le coke sur les tenders au dépôt de Besançon. Il a eu jusqu'ici six enfants. Le n° 1, fille de douze ans, délicate, petite, entend bien. Le n° 2, fille de dix ans, vigoureuse, élancée, est sourde-muette. Le n° 3, mort jeune, entendait bien. Le n° 4, garçon de quatre ans, robuste, grand, fort, est sourd-muet. Le n° 5, petite fille de sept ans et demi, est fort petite; elle parle mal, mais elle entend bien. Le n° 6, âgé de trois mois seulement, paraît peu sensible au bruit qu'on fait autour de son berceau. Je ne saurais dire cependant s'il échappera à cette loi d'alternance que semblent établir d'autres faits analogues à ceux-ci. »

M. Brochard, médecin de l'institution des Sourds-muets de Nogent-le-Rotrou, a adressé à l'Académie des sciences, le 7 juillet 1862, une lettre dans laquelle se trouve ce passage : « Je connais, à la Ferté-Bernard (Sarthe), une famille C..... qui se compose de huit enfants, dont quatre sourds-muets; le père et la mère sont cousins germains. »

Toutes les observations que je viens de citer prouvent, ce me semble, d'une manière surabondante que les mariages consanguins produisent souvent la surdi-mutité. Le fait est établi. Il faut prouver maintenant que les mariages consanguins produisent un nombre de sourds-muets bien supérieur à celui qui est fourni par les mariages non consanguins. Ici, j'invoquerai la statistique, en rendant hommage à la rigueur de logique avec laquelle M. Boudin a prouvé que les sourds-muets d'origine consanguine sont douze à quinze fois plus nombreux qu'ils ne le seraient si la surdi-mutité était répartie d'une manière égale entre les mariages consanguins et croisés. Je laisse parler M. Boudin : « Le 28 janvier 1862, nous avons examiné les dossiers de 95 sourds-muets de naissance ou réputés tels à l'institution impériale de Paris. Nous avons trouvé ces infirmes ainsi répartis :

Issus de parents non spécifiés................. 20
Origine consanguine non suffisamment établie..... 8
Issus de parents non consanguins............. 48
Issus de parents consanguins................. 19

Total 95

En ne tenant compte que des deux derniers chiffres, on trouve donc 19 sourds-muets d'origine sur 67 sourds-muets de naissance, soit 28,35 sur 100. En rapprochant ce résultat de ceux qu'ont obtenus quelques autres observateurs, nous avons construit le tableau suivant :

Institutions.	Noms des observateurs.	Sourds-muets.		
		Consanguins.	Non consanguins.	Totaux.
Bordeaux	Landes ...	24	55	79
Bordeaux	Chazarain .	27	62	89
Nogent-le-Rotrou..	Brochard..	16	39	55
Paris............	Boudin...	19	48	67
	Totaux .	86	204	290

Ainsi, sur un ensemble de 290 sourds-muets de naissance, on en trouve 86 d'origine consanguine ; soit 29,65 pour 100, au lieu de 2 pour 100, que ferait présumer le rapport des mariages consanguins en France à l'ensemble des mariages.

« La proportion est, pour les diverses institutions :

A Bordeaux...... de 30,36 sourds-muets d'origine consanguine sur 100.
　 Bordeaux....... 30,33 —
　 Nogent-le-Rotrou. 29,00 —
　 Paris.......... 28,35 —

　 Moyenne.... 29,65 —

» Ajoutons que deux médecins, en s'en tenant à des évaluations approximatives, sont arrivés aux proportions ci-après.

Institution de Lyon (M. Perrin)........... 25 p. 100
Maison des incurables d'Ainay (M. Perrin).. 25
Institution de Nancy (M. Piroux)......... 21

» Mais quelque élevée que soit la proportion des sourds-muets d'origine consanguine, telle qu'elle ressort des faits observés dans les diverses institutions, elle ne donne qu'une idée affaiblie du mal. Ainsi, à l'institution de Bordeaux, d'après M. Chazarain, 8 élèves sur 15 issus de mariages consanguins avaient des frères ou des sœurs sourds-muets au nombre de 12 ; tandis que 9 élèves seulement sur 51 issus de mariages croisés, avaient des frères ou des sœurs atteints de surdi-mutité également au nombre de 12. C'est-à-dire que pour les élèves de la première catégorie, il y avait 80 pour 100 à ajouter ; et pour ceux de la seconde catégorie, le supplément n'était que de 23 pour 100.

» La proportion des sourds-muets d'origine consanguine s'accroîtrait encore s'il était possible d'avoir des renseignements précis sur les ascendants des parents réputés non consanguins ; car il est d'observation que des individus sains provenant de mariages consanguins ont donné le jour à des enfants sourds-muets, comme nous le montrerons plus loin.

» Nous avons voulu savoir si le danger de procréer des sourds-muets, qui est de douze à quinze fois plus grand pour les mariages consanguins, pris dans leur ensemble, était réparti d'une manière égale entre les divers degrés de consanguinité. Le tableau suivant répond à cette question.

Tableau synoptique de l'origine consanguine de 82 sourds-muets de naissance.

Degré de la consanguinité des parents.	Nombre des sourds-muets.				
	D'après nos recherches.	D'après M. Landes.	D'après M. Chazarain.	D'après M. Brochard.	Totaux
Neveux et tantes.........	1	»	»	»	1
Oncles et nièces.........	»	»	1	»	1
Cousins germains.......	11	20	11	20	62
Cousins issus de germains.	4	4	5	1	14
Cousins non spécifiés.....	1	»	»	»	1
Parents éloignés (*sic*).....	2	»	1	»	3
	19	24	18	21	82

» Ainsi, sur 78 sourds-muets de naissance dont l'origine consanguine est précisée, on trouve :

» 62 provenant de mariages entre cousins germains, ou 79 pour 100.

» 14 provenant de mariages entre cousins issus de germains, ou 17 pour 100 ;

» C'est-à-dire qu'en supposant égal le nombre des mariages de chacune des deux catégories, le danger de donner naissance à un enfant sourd-muet se montrerait *quatre fois et demie* plus grand dans les mariages entre cousins germains, que dans les unions entre cousins issus de germains.

» Le petit nombre des sourds-muets provenant de mariages entre oncles et nièces, et entre neveux et tantes, n'a rien de surprenant, si l'on considère le chiffre relativement très-faible de ces deux genres d'alliances.

» En effet, sur 100 mariages de tout genre, on compte en France :

0,91 mariages entre cousins germains ;
0,04 mariages entre oncles et nièces ;
0,016 mariages entre neveux et tantes.

» Au lieu de ces proportions, nous trouvons sur 100 sourds-muets de naissance et de tous genres de mariage :

16,41 sourds-muets provenant de mariages entre cousins germains
(11 sur 67) (institution de Paris).
1,49 sourds-muets provenant de mariages entre neveux et tantes
(1 sur 67) (institution de Paris).
1,12 sourds-muets provenant de mariages entre oncles et nièces.
(1 sur 67) (institution de Bordeaux).

» Il résulte de cet ensemble de faits qu'en représentant par 1 le danger de produire un enfant sourd-muet dans un mariage croisé, ce danger s'élève :

» A 18 pour les mariages entre cousins germains ;

» A 37 pour les mariages entre oncles et nièces ;

» A 70 pour les mariages entre neveux et tantes (1). »

De ces statistiques, il est impossible de ne pas conclure que les mariages consanguins ne fournissent pas un bien plus grand nombre de sourds-muets que les mariages croisés. M. Boudin spécifie; il dit et prouve qu'il est douze à quinze fois plus grand. Le problème est donc résolu pour la surdi-mutité. Quant aux autres affections, telles que l'idiotie, l'aliénation mentale, l'épilepsie, auxquelles nous donnons aussi pour cause fréquente la consanguinité, nous n'avons pas de statistiques à fournir. Tant que sur les dossiers des malades qui entrent dans les établissements d'aliénés, on n'indiquera pas la consanguinité comme document étiologique, on ne pourra se livrer qu'à une étude de probabilités, insuffisante sans doute, mais dont on pourra cependant tirer ce grand enseignement, que souvent ces maladies sont causées par la consanguinité.

Article II. *De l'idiotie et de l'aliénation mentale.* — Plusieurs auteurs ont signalé l'influence de la consanguinité sur les affections mentales, ainsi Esquirol, Howe, Hübertz, Ellis, Nott, etc. Les observations qu'on a fournies jusqu'à présent sont peu nombreuses; il sera utile cependant de les indiquer, et de faire connaître en même temps les opinions des savants que je viens de citer.

Esquirol disait : « L'influence de l'hérédité sur les affections mentales est remarquable en Angleterre, surtout parmi les catholiques qui s'allient presque toujours entre eux. On en peut dire autant des grands seigneurs en France, qui sont presque tous parents. »

M. Hübertz, cité par M. Boudin, nous apprend qu'en Danemark, en 1847, on comptait 3,34 aliénés ou idiots sur 1000 catholiques, et 5,85 sur 1000 juifs.

M. Puibonnieux dit qu'il s'est aperçu que souvent les idiots avaient pour parents des parents consanguins. C'est aussi l'opinion de Rilliet (de Genève).

(1) Boudin, *Du danger des mariages consanguins*, p. 8, 9, 10, 11.

Le docteur Howe parle de 17 mariages consanguins qui don-
nèrent naissance à 95 enfants, dont 44 idiots, 12 scrofuleux,
1 sourd, 1 nain, et 37 seulement d'une santé supportable (1).

M. le docteur Bémiss dit, dans la *Revue médico-chirurgicale
américaine* : « Sur 787 unions consanguines, 256 ont donné
naissance à des aveugles, à des sourds-muets, à des idiots (2). »
Nous devons au docteur Nott une observation très-intéressante :
« Dans la Caroline du Sud, où les mariages consanguins constituent la règle parmi les Irlandais catholiques immigrés, le nombre des idiots et des infirmes y a atteint des proportions incon-
nues jusque-là. Quelqu'un oserait-il nier, ajoute M. Nott, que
les mariages consanguins ont une action destructive sur la
race, au double point de vue physique et intellectuel? Le fait
est proverbial... La réputation de la chambre des lords, en Angleterre, se serait éteinte depuis longtemps, si la couronne n'eût
incessamment fabriqué (*manufactured*) des nobles parmi les
robustes fils du peuple ; enfin chacun de nous ne peut-il pas citer
des exemples de dégénérescence due à des mariages consanguins contractés par des considérations de pur intérêt (3). » Le
voyageur Lichtenstein, cité par M. Boudin, nous raconte qu'en
visitant le cap de Bonne-Espérance, au commencement de ce
siècle, il fut surpris de rencontrer une grande quantité d'idiots
et de sourds-muets parmi les colons hollandais. Il n'y avait là
rien de surprenant ; les colons européens, étant peu nombreux,
s'alliaient tous entre eux.

En 1853, M. Kretzchmar confirmait l'assertion de son com-
patriote.

Tout dernièrement, M. Rameau signalait à la Société d'anthropologie les mêmes effets produits sous l'influence de la même
cause parmi les familles françaises peu nombreuses qui habitent
le Nouveau-Brunswick.

« J'ai recueilli une observation qui ne manque pas d'une cer-

(1) *On the causes of Idioey* (*Psychol. Journ.* 1858, p. 365, 395).
(2) *North Americ. med. and. chir. Rev.*, 1858, t. I. p. 481.
(3) *Types of mankind*, 4ᵉ édit. Philadelphie, 1854, p. 408.

taine importance, puisqu'elle établit que sur 7 enfants nés de parents consanguins bien portants, 1 est épileptique et 6 idiots ou d'une intelligence presque nulle. Voici cette observation :

« A... épouse sa cousine germaine L.... Ils ont toujours joui d'une très-bonne santé. A... a maintenant cinquante-quatre ans, et sa femme cinquante-six. De ce mariage sont nés 7 enfants qui vivent tous. Le n° 1, du sexe masculin, âgé de trente et un ans, est presque idiot. Le n° 2, du sexe féminin, vingt-huit ans, est idiot. Le n° 3, du sexe féminin, vingt-sept ans, est épileptique. Le n° 4, du sexe masculin, est d'une intelligence presque nulle ; vingt-six ans. Le n° 5, âgé de vingt-quatre ans, du sexe féminin, est sans intelligence ; il en est de même du n° 6, âgé de vingt et un ans ; enfin le n° 7, du sexe féminin, âgée de dix-neuf ans, est presque idiot. »

Il me semble difficile de rencontrer une observation plus concluante : sur 7 enfants, 1 épileptique et 6 idiots ou sans intelligence !

Voici une deuxième observation qui ne manque pas non plus d'intérêt :

C... épouse sa cousine germaine. Ils ont toujours été très-bien portants et vivent encore ; le mari est âgé de cinquante ans, et la femme de quarante-huit ans. De ce mariage sont nés 5 enfants. Le n° 1, âgé de vingt-sept ans, est bien portant. Le n° 2, du sexe féminin, a vingt-cinq ans ; santé débile. Le n° 3, du sexe masculin, a vingt ans, il est idiot et est atteint d'incontinence d'urine. Le n° 4, âgé de quinze ans, a peu d'intelligence et est atteint d'incontinence. Enfin le n° 5, du sexe masculin, a douze ans ; il est muet et idiot, et est aussi atteint d'incontinence.

Ces deux observations ont été recueillies à C... (Loiret).

L'étiologie de l'aliénation mentale semble établie nettement, d'après tous les travaux publiés surtout dans les derniers temps. Les travaux de M. Moreau (de Tours) ont le plus contribué à éclairer cette question. Pour cet aliéniste distingué, l'hérédité serait la source des $9/10^{es}$ des maladies nerveuses. Mais tous les auteurs sont loin de partager cette opinion, quelques-uns même, parmi lesquels il faut citer Newmann, prétendent qu'il ne faut pas accorder à cette cause toute l'influence qu'on lui a donnée.

Tout en tenant un grand compte de l'hérédité au point de vue de l'étiologie de l'aliénation mentale, il ne faut pas nier non plus l'influence fâcheuse des mariages consanguins. M. Moreau (de Tours) lui-même, tout en accordant à l'hérédité une aussi fâcheuse influence, est le premier à déplorer les unions consanguines. Il faut donc que M. Moreau en ait observé les mauvais effets.

Le docteur Ellis prétend « que les mariages entre parents consanguins produisent des enfants prédisposés à la folie. »

En Angleterre et en Écosse, d'après Stark, le nombre des aliénés serait plus considérable qu'en Irlande, à cause du grand nombre de mariages consanguins entre protestants de la Grande-Bretagne.

En Angleterre et dans le pays de Galles, on comptait en 1847 un nombre énorme d'aliénés, 15 094 sur une population de 16 885 324 habitants ; en Écosse, on comptait 2417 aliénés sur 2 781 683 habitants. En Irlande, le nombre des aliénés en 1848 était de 3738 sur 8 175 123 habitants. Ce qui fait moitié moins d'aliénés en Irlande qu'en Angleterre et en Écosse.

M. Chasseloup (de Chatillon), médecin en chef de l'asile des aliénés de Poitiers, écrit à M. Boudin. « . . . . . Dans le seul personnel de ma connaissance, je compte. . . . . en outre, quatre mariages entre proches parents, dont les enfants sont organiquement défectueux et ayant des accès périodiques d'aliénation mentale. Je ne mets nullement en doute que dans mon personnel de deux cents aliénés, il n'en existe plusieurs qui doivent leur infirmité à l'alliance consanguine de leurs parents. »

M. Artaud, médecin en chef de l'Antiquaille, à Lyon, dit que souvent il a été frappé de la coïncidence des maladies mentales avec la consanguinité.

ARTICLE III. *De l'épilepsie.*— M. le professeur Trousseau dit dans sa *Clinique médicale* : « On sait l'influence étrange que les mariages entre consanguins exerce sur la surdi-mutité. Les tables publiées en Angleterre et en Amérique ont surabon-

damment démontré les résultats fâcheux de ces alliances. Je
connais à Paris trois enfants sourds-muets provenant de deux
cousins germains. L'épilepsie s'observe souvent dans les mêmes
circonstances. Tout dernièrement j'étais mandé dans une famille
napolitaine; l'oncle avait épousé sa nièce; il n'y avait dans la
famille aucun antécédent fâcheux. Sur quatre enfants, il avait
une fille aînée fort bizarre, un second fils épileptique, un troisième fils très-sensé, un quatrième fils idiot et épileptique (1). »

A cette observation intéressante de M. Trousseau, j'en ajou-
terai trois autres que j'ai recueillies et qui viennent à l'appui de
l'opinion du célèbre professeur :

1° B..., de B... (Loiret), a épousé sa cousine germaine. Ils
ont toujours été bien portants. Ils vivent encore; B... a soixante-
deux ans, et sa femme soixante ans. De leur mariage sont nés
deux enfants : une fille qui est épileptique, et un garçon, âgé de
trente ans, scrofuleux. Il n'y a aucun antécédent fâcheux dans
la famille.

2° L..., de B... (Loiret), a épousé sa cousine germaine. Leur
santé a toujours été très-bonne. Ils vivent encore; L... a soixante
ans, et sa femme cinquante-cinq ans. De leur mariage est né un
enfant épileptique, aujourd'hui âgé de vingt-cinq ans. Il n'y a
aucun antécédent dans la famille.

3° Je rappellerai aussi l'observation que j'ai rapporté à l'article *Idiotie* et dans laquelle je signale l'existence de sept
enfants dont six idiots et un épileptique.

J'aurais voulu trouver sur les dossiers des épileptiques des
établissements où ils sont réunis des renseignements sur la
consanguinité; je signale cette lacune. Il serait bon pourtant
que l'attention fût sérieusement éveillée sur ce point.

Article IV. *Des convulsions en bas âge, mort prématurée.* — Je ne fais ici que rapporter des observations; je n'invoque la consanguinité que comme cause probable des convul-

______

(1) Trousseau, *Clinique médicale de l'Hôtel-Dieu*, t. II, p. 31.

sions qui, dans le bas âge, amènent souvent la mort. Et pourtant ces observations sont bien concluantes.

M. le docteur Potton, ancien médecin de l'Antiquaille, raconte l'histoire d'un négociant de Lyon qui épousa sa nièce, jeune fille forte et bien constituée. De ce mariage sont nés huit enfants ; sept sont morts avant l'âge de quatre ans de convulsions ; il ne reste plus qu'une fille, âgée actuellement de trente-trois ans, atteinte de *psoriasis diffusa* (1).

J'ai recueilli les trois observations suivantes. J'ai adressé la première à l'Académie des sciences ; la voici :

1° Vollereau est très-bien portant ; il épouse une première cousine germaine dont il a une fille bègue, actuellement âgée de vingt-trois ans, qui a un enfant hydrocéphale mort à trois ans. Vollereau perd sa première femme ; il épouse encore une cousine germaine ; de ce deuxième mariage naissent trois enfants dont deux sont morts de convulsions en bas âge et dont le troisième est assez bien portant.

2° M. C... épouse sa cousine germaine ; de ce mariage naissent quatre enfants, dont trois meurent très-jeunes de convulsions ; le quatrième se porte bien. La santé de la mère est actuellement mauvaise depuis deux ans, mais il y a quatorze ans qu'elle est mariée et elle a eu ses quatre enfants dans les six premières années de son mariage, et alors sa santé était parfaite.

3° M. J... épouse sa cousine germaine. De ce mariage naît un seul enfant qui meurt en bas âge. Le père et la mère ont toujours joui d'une très-bonne santé. Ils vivent encore et sont toujours bien portants.

M. Devay rapporte l'observation suivante dans son mémoire sur le *Danger des mariages consanguins*, page 143 ;

« M. et madame M..., d'un département du midi de la France, avaient eu six enfants, deux garçons et quatre filles. Tous les six ont vécu jusqu'à un âge assez avancé et se sont mariés ; trois ont épousé des cousines germaines et les trois autres des étrangers. Le tableau suivant met en regard les deux

____

(1) Devay, *Du danger des mariages consanguins*, 2ᵉ édit. p. 145.

catégories avec le nombre d'enfants qu'a eu chacun et le nombre de ces enfants qui sont morts.

1° *Mariages entre consanguins.*

	Nombre d'enfants.	Morts en bas âge.
Mademoiselle M. A....	11	11
M. A.............	8	6
Mademoiselle C.......	5	3
	24	20

2° *Mariages croisés.*

	Nombre d'enfants.	Morts en bas âge.
M. V.............	6	2
Mademoiselle A........	7	0
Mademoiselle Z........	6	1
	19	3

» Il est bon de remarquer que les trois membres de cette famille qui ont perdu le plus d'enfants n'étaient pas plus chétifs que les autres, ainsi qu'il pourrait arriver si c'étaient les plus jeunes des six frères. Ils occupaient les places 1, 3 et 6 dans la famille. Les onze enfants de mademoiselle A. M... sont tous morts hydrocéphales en très-bas âge ; un seul a vécu jusqu'à quatorze ans.

» Les six enfants que M. A... a perdus ont aussi succombé dans la première jeunesse ; les deux qui restent sont l'un et l'autre d'une santé assez délicate.

» Enfin, parmi les trois enfants perdus par mademoiselle C..., un est mort après quinze jours ; un second est resté infirme jusqu'à l'âge de trois ans où il a succombé ; un troisième est mort à douze ans d'une méningo-encéphalite. »

La mort prématurée est donc souvent la conséquence des unions consanguines. Dans cette dernière observation, nous pouvons constater aussi un fait singulier, c'est la naissance et la mort des onze enfants hydrocéphales de mademoiselle A.

Article **V**. *Stérilité, difformité, anomalies, retard dans la dentition.* — Saint Grégoire le Grand écrivait à saint Augustin (de Cantorbéry) que l'expérience lui avait prouvé que les mariages consanguins étaient frappés de stérilité. « Experi-
» mento didicimus... ex tali conjugio sobolem non posse suc-
» crescere. »

Quelques observations peuvent être citées à l'appui de cette opinion. M. Boudin dit, page 48 de son mémoire sur les *Dangers des unions consanguines* : « Le docteur L... nous citait récemment l'exemple de sa propre sœur qui, restée stérile pendant un premier mariage avec un cousin germain, d'ailleurs parfaitement constitué, devint veuve, contracta un nouveau mariage avec un étranger, et en eut immédiatement plusieurs enfants. Pris isolément, ce fait serait dépourvu de toute valeur; mais si on le rapproche de faits analogues, il ne peut pas manquer d'une certaine signification. »

M. Devay dit, page 92 de son mémoire sur les *Mariages consanguins* : « Nous avons donc un total de 121 faits, où il nous a été possible de voir les résultats de l'influence de la consanguinité sur la conception ou sur ses produits. Les 82 faits nouveaux présentent un bilan pathogénique, offrant beaucoup d'analogie avec le précédent, composé de 39 cas. Sur ces 82, la stérilité a atteint le nombre 14. Or, en tenant compte des 8 existants, on a sur le nombre total le chiffre de 22. Ces alliances qui, pour la plupart, datent de huit à dix ans, ont eu lieu entre cousins germains issus de germains. Quatre seulement regardent des oncles qui ont épousé leurs petites nièces.

» Parmi ces 22 cas de stérilité, nous en comptons 16 de stérilité absolue, c'est-à-dire sans conception, et 6 dans lesquels il y a eu conception, mais suivie d'avortement dans les premiers mois de la grossesse. Sur le nombre total de 121, nous constatons 17 fois l'avortement. Ainsi nous avons, d'une part, 6 avortements non suivis ou précédés d'une conception ordinaire, et de l'autre 11 observations dans lesquelles il y a eu, soit avant, soit après ces avortements, grossesse arrivant à terme. »

Les mariages consanguins semblent aussi être la cause de

difformités diverses. Ainsi M. Devay, page 30 d'un mémoire intitulé : *Un mot sur le danger des mariages consanguins*, dit : « M. le docteur Viennois nous donne la note de six observations récemment recueillies dans des familles alliées en consanguinité : de ces 6 mariages, 5 ont été féconds et ont donné 14 enfants. Sur ce nombre, on compte 7 enfants atteints de graves infirmités (1 imbécile, deux aveugles, trois bossus et une fille dont la tête, par son énorme volume, est hors de proportion avec le reste du corps). Dans le petit nombre de mariages entre des étrangers qui ont eu lieu dans ces mêmes familles, M. le docteur Viennois n'a rien constaté de morbide. »

Je citerai moi-même l'observation suivante, à laquelle j'accorde une certaine valeur à cause des circonstances dans lesquelles elle se présente : M. B... (Cher), épouse en premières noces une femme qui n'est pas sa parente ; il en a deux enfants bien constitués qui meurent de fièvre typhoïde de quinze à vingt ans. La mère de ces enfants meurt quelque temps après... M. B... se remarie, mais alors avec une cousine germaine ; et il en a deux enfants bossus.

N'y a-t-il pas là au moins quelque chose de bizarre qui commande l'attention ? Il y a de nouvelles recherches à faire sur ce point.

Je ne ferai que signaler la polydactylie, le bec-de-lièvre et le retard dans la dentition chez les enfants issus de mariages consanguins. M. Devay a étudié ces faits, mais les observations sont trop peu nombreuses pour qu'on puisse raisonner ici en dehors des probabilités. Je citerai en entier le passage où M. Devay parle de cette infirmité : « De toutes les déviations organiques, celle que nous avons le plus fréquemment observée, c'est la polydactylie. Nous avons vu dans une famille composée de trois enfants, et dont le père et la mère étaient parents au quatrième degré, deux de ces enfants présenter de petits orteils surnuméraires ; les mains avaient la structure normale. Sur nos 124 cas, nous avons rencontré 17 fois cette anomalie, et sur ce nombre 13 fois aux deux mains. Le phénomène contraire, l'ectrodactylie, est moins fréquent ; 2 fois seulement nous l'avons observé, et cela à la main (absence du petit doigt). »

J'ai observé le fait suivant : La fille X... vivait en concubinage avec son cousin germain. Elle eut avec lui deux enfants qui moururent, le premier à quinze jours, le deuxième à six semaines. L'un avait 23 doigts, 2 petits doigts à chaque main et un gros orteil double. L'autre avait 25 doigts ; 6 doigts à chaque main ; les deux gros orteils doubles et un 6e petit doigt au pied gauche.

L'amant mourut, et la fille épousa un individu qui n'était pas son parent et dont elle eut trois enfants bien conformés.

« La main, dit M. Devay, cet organe ou plutôt cette partie de l'instrumentation que Galien a louée comme le plus bel attribut physiologique de l'espèce humaine, serait-elle donc une des premières lésées par la consanguinité qu'on pourrait appeler une déviation de l'ordre naturel ? »

Mais voici la relation d'un fait bien plus surprenant : il s'agit d'une véritable endémie de sexdigitisme, d'une population entière qui, sous l'influence de la cause précitée, a été frappée de cette bizarre anomalie ; nous devons la connaissance de ce fait singulier à notre savant confrère, le docteur A. Potton, qui l'a observé sur les lieux mêmes :

« Il existe dans le département de l'Isère, non loin de la Côte-Saint-André et de Rives, un tout petit village nommé Iseaux, isolé, perdu en quelque sorte autrefois, au milieu d'une plaine sinon complétement inculte, du moins très-pauvre, dite la plaine de Bièvre. Les chemins, les communications dans ce pays peu fertile étaient difficiles, sinon impraticables. Les habitants d'Iseaux, simples, presque abandonnés à eux-mêmes, n'entretenaient que des rapports éloignés avec les populations environnantes sans se mélanger avec elles ; ils se mariaient constamment entre eux et ainsi fréquemment en famille. A la fin du siècle dernier, de cette manière de faire, de ces alliances constantes entre parents, était née et entretenue par elles une monstruosité singulière qui, il y a trente-cinq à quarante ans, frappait encore presque toute la population. Dans cette commune, hommes et femmes étaient porteurs d'un sixième doigt, d'un doigt supplémentaire implanté aux pieds et aux mains.

« Lorsqu'en 1829 et en 1836, dit M. Potton, j'ai observé ce phénomène bizarre, déjà, chez quelques sujets il n'existait qu'à un état plus ou moins rudimentaire; chez plusieurs ce n'était qu'un gros tubercule, au centre duquel cependant on rencontrait un corps dur, osseux ; l'apparence d'un ongle plus ou moins formé terminait cet appendice, fixé latéralement en dehors à la base du pouce. La personne qui m'accompagnait, bien qu'étrangère à la médecine, me faisait observer qu'une heureuse transformation tendait à s'opérer, que de notables changements dans cette défectuosité organique s'étaient établis depuis que les habitudes de la population s'étaient modifiées par la force des choses, par le progrès, depuis que les voies de communications étaient devenues meilleures, les relations à l'extérieur plus fréquentes, les alliances se contractaient dans des conditions plus favorables, depuis, en un mot, que le croisement des races avait lieu. En 1847, j'ai eu l'occasion de voir un chef d'atelier originaire de cette localité, fixé et marié à Lyon. Il était porteur du vice de conformation signalé ; il était père de quatre enfants qui n'avaient point le stigmate paternel. A l'heure qu'il est, d'après les renseignements circonstanciés pris auprès de médecins de la localité, cette anomalie pathologique a presque complétement disparu.

» Ce fait a une très-grande valeur au point de vue ethnographique ; il démontre que la cause étudiée ici peut imprimer une sorte de caractéristique organique à toute une population (1). »

Et un peu plus loin. « Le sexdigitisme est fréquent dans certaines villes où les mariages consanguins se répètent. Un chirurgien d'un rare mérite, A. Bonnet, nous a dit dans le temps avoir opéré des enfants atteints de cette infirmité et qui étaient tous issus de mariages entre parents. »

M. Devay a attiré l'attention sur le bec-de-lièvre. Il a remarqué aussi le retard de la dentition chez des enfants issus de mariages consanguins. « Depuis quelque temps, dit M. Devay,

(1) Devay, *Danger des unions consanguines*, p. 95, 96, 97.

nous avons été mis sur la voie d'observer un fait très-curieux et qui rentre dans la catégorie de ceux que nous avons déjà signalés : c'est un retard dans la dentition chez des enfants issus de mariages consanguins. Ainsi nous connaissons de ces enfants âgés actuellement de trois, quatre ans, qui n'ont point encore de dents. Un jeune médecin de Lyon, très-instruit, M. Léop. Ollier, chirurgien en chef de l'Hôtel-Dieu, nous assure avoir observé fréquemment ce fait dans le département où il est né et où la consanguinité dans les mariages est commune. A ce retard de la dentition, se joint presque toujours un arrêt dans le développement du corps et de l'intelligence (1). »

ARTICLE VI. *Des maladies de la vue.* — Il serait intéressant de faire pour les aveugles-nés ce que M. Boudin a fait pour les sourds-muets ; ce serait une belle étude à faire. Il est probable que la consanguinité joue dans cette circonstance un rôle fâcheux, mais aucun fait n'autorise encore à l'affirmer. M. Bémiss dit pourtant que 27 mariages consanguins féconds ont produit deux enfants aveugles et six autres avec des troubles divers de la vision (2).

M. Liebreich (de Berlin) s'est occupé de la rétinite pigmentaire au point de vue de la consanguinité ; il a trouvé que la moitié des individus atteints de cette affection sont issus de mariages consanguins.

Le numéro de février 1862 des *Archives générales de médecine* a publié les observations du docteur Liebreich sur ce sujet. Elles sont trop intéressantes pour que je ne reproduise pas en entier cet important document : « On donne le nom assez impropre de *rétinite pigmentaire* à la maladie qui se caractérise chez les enfants par une vision relativement très-imparfaite pendant le crépuscule et par une diminution dans le champ visuel, laquelle apparaît surtout quand les objets sont faiblement éclairés.

(1) Devay, *mémoire sur le danger des mariages consanguins*, p. 105
(2) *North americ. med aud chir. Rev.* 1858, t. I, p. 481.

» Le rétrécissement du champ visuel augmente d'année en année et détermine finalement, à peu près vers l'âge de trente à quarante ans, une cécité complète; mais pendant la période de plusieurs années qui la précède, les malades avaient déjà perdu la faculté de se conduire sans guide, alors même qu'avec le champ visuel très-limité qui subsistait encore, ils étaient capables de lire les caractères les plus fins.

» Quand on examine les yeux à l'ophthalmoscope, on remarque des changements étendus survenus dans la choroïde et dans le nerf optique; une infiltration très-fine et souvent difficile à distinguer dans la rétine, celle-ci est plus ou moins atrophiée, selon l'ancienneté de la maladie ; une pigmentation de la rétine, extrêmement particulière et le plus souvent très-nettement dessinée. Il existe alors, à une certaine distance du nerf optique, des points d'un noir intense à forme dentée ou étoilée. Ils peuvent être réunis et ressembler à un treillis plus ou moins serré. Dans quelques cas, cependant, ils sont plus petits, disséminés et assez éloignés les uns des autres.

» J'ai appris, il y a un an environ, par une personne atteinte de cette maladie, que son père et sa mère étaient cousins germains. Depuis, j'ai toujours recherché s'il existait une consanguinité entre les parents de sujets affectés de rétinite pigmenteuse, et, jusqu'à ce jour, j'ai constaté l'existence de la consanguinité des parents dans presque la moitié des cas.

» La consanguinité des parents est considérée par tous les auteurs qui se sont occupés de son influence sur les enfants comme la cause d'affections mentales, de crétinisme, de surdi-mutité, de mort prématurée, de difformités congénitales ; rarement seulement on parle d'affections de la vue ; dans quelques cas l'albinisme est particulièrement désigné.

» On parle bien d'enfants nés de pareilles unions qui seraient devenus amblyopiques ; il est bien entendu qu'il ne peut être question du caractère ou de la lésion fondamentale de cette amblyopie.

» Il m'importait donc tout d'abord de rechercher si la rétinite pigmenteuse se rencontrait simultanément avec d'autres maladies

résultant de mariages entre consanguins, tels que le crétinisme,
l'idiotisme, la surdi-mutité.

» Maffei parle en ces termes de la vision des crétins : « La
plupart des crétins semblent ne pas apercevoir les petits objets
qui sont très-près d'eux, quand même ils ont de bons yeux. Il
faut probablement attribuer cette circonstance en partie à leur
léthargie incroyable, à leur indifférence pour le monde extérieur et aussi à l'habitude qui manque à leurs yeux de s'occuper
de petits objets. »

» Il me paraît infiniment plus probable que cette particularité
de la vision chez les crétins dépend d'une diminution dans leur
champ visuel, laquelle constitue le symptôme caractéristique de
la rétinite pigmenteuse.

» Je n'ai pas eu l'occasion d'examiner des cas de crétinisme
endémique ; mais, parmi cinquante idiots environ que j'ai examinés, principalement dans les établissements spéciaux de MM. les
docteurs Heyer et Bosh, j'en ai rencontré trois atteints de rétinite pigmenteuse ; parmi ceux-ci, je n'ai pu connaître les relations
de famille que pour l'un d'entre eux. Son père et sa mère sont
cousins et descendent d'une famille noble dans laquelle, depuis
plusieurs générations déjà, des mariages ont eu lieu entre des
parents à un degré aussi rapproché.

» J'extrais de l'arbre généalogique assez compliqué de cette
famille, lequel démontre, par des faits bien divers, la mauvaise
influence de ce genre de mariage, le trait suivant :

» Le grand-père de l'idiot en question avait épousé une femme
qui n'était pas sa parente et en eut trois enfants bien portants. Le fils aîné épousa également une étrangère ; mais les
deux filles furent mariées l'une après l'autre au même cousin.

» Le fils aîné eut onze fils sains, dont neuf encore vivants,
lesquels, en partie mariés, ont eu des enfants sains, à l'exception
d'un seul qui a épousé sa cousine, et a eu, parmi sept enfants,
un enfant idiot.

» L'histoire de la descendance des filles est bien différente :
l'aînée, mariée à son cousin, mourut en donnant naissance à un
enfant mort. Sa sœur épousa, peu de temps après, son cousin,

veuf : treize enfants naquirent de cette nouvelle union. Parmi ceux-ci, deux n'atteignirent point leur première année; un troisième succomba plus tard de la dysenterie; un quatrième mourut à l'âge de seize ans : celui-ci avait été complétement paralysé; un cinquième et un sixième sont complétement aveugles (probablement par suite de rétinite pigmenteuse, si j'en juge par la description qui m'a été donnée de leur genre de cécité); enfin le septième, que j'ai examiné, est idiot et atteint de rétinite pigmenteuse.

» Sur les six enfants sains, il y en a un qui a épousé une étrangère ; il n'est pas né d'enfants de cette union ; le deuxième a épousé sa cousine et a un enfant idiot sur sept; un troisième, également marié avec une cousine, n'a qu'un enfant très-faible.

» Les trois derniers sont bien portants et non encore mariés.

» L'histoire des sourds-muets m'a fourni des éléments plus nombreux.

» On trouve déjà, dans Mackenzie, l'autopsie d'un sourd-muet chez lequel on a trouvé des taches de pigment sur la rétine. Des faits pareils ont été découverts depuis par l'examen ophthalmoscopique, mais on n'a pas fixé le nombre proportionnel des sourds-muets parmi les autres individus atteints de rétinite pigmenteuse. J'ai donc surtout cherché à déterminer combien on rencontrait d'individus atteints de rétinite pigmenteuse parmi un nombre donné de sourds-muets.

» Il existe en ce moment 341 sourds-muets à Berlin, sur lesquels j'en ai examiné 251 à l'ophthalmoscope : 14 parmi ceux-ci ont présenté la pigmentation rétinienne. Or ce chiffre peut être considéré comme énorme, eu égard à la rareté de cette affection ; car, en dehors de ces 14 sourds-muets, je pense qu'il existe à peine dans tout Berlin 20 à 30 individus qui en soient atteints.

» J'ai été frappé de trouver que 8 de ces malades appartiennent à des familles juives, ce qui semble être en rapport avec la fréquence des mariages entre parents qui se contractent chez les juifs.

» Cependant je dois dire que je n'ai pas trouvé parmi les

personnes atteintes de rétinite pigmenteuse et qui ne sont pas sourdes-muettes, un nombre exagéré de juifs.

» Parmi les 341 sourds-muets de Berlin, il y en a 42 qui sont de race juive; ce qui établirait une proportion de 1 sourd-muet pour 1477 habitants chrétiens et 1 sourd-muet pour 368 habitants juifs.

» Même en admettant cette proposition, on n'aurait dû trouver que 2 ou 3 individus juifs sur les 14 atteints de rétinite, et cependant ceux-là se présentaient en majorité.

» On a fait les deux objections suivantes à cette proposition :

» 1° Que c'est la proportion des juifs de tout le royaume de Prusse qu'il faut considérer, et non pas celle de Berlin seul ; car, parmi les juifs que l'on rencontre à Berlin, il y en a beaucoup qui viennent des provinces ;

» 2° Qu'il s'en trouve encore en assez grand nombre à Berlin qui sont d'origine russe ou polonaise.

» Je réponds à cela que, parmi les sourds-muets actuellement à Berlin, mais qui n'y sont pas nés, il y a 61 chrétiens et 7 juifs adultes, 38 enfants chrétiens et 12 enfants juifs; total : 99 chrétiens et 19 juifs.

» Parmi les sourds-muets nés à Berlin, il y a 200 chrétiens et 23 juifs, ce qui donnerait une proportion de 1 sourd-muet pour 2215 chrétiens, 1 sourd-muet pour 673 juifs. La seconde objection est réfutée par ce fait seul, que tous les sourds-muets non Prussiens, qui se trouvent à Berlin au nombre de 7, sont tous chrétiens.

» La proportion est encore plus avantageuse pour les catholiques que pour les protestants, car on ne compte que 1 sourd-muet pour 3479 catholiques. Il est possible de rapprocher cette circonstance de la loi religieuse catholique qui interdit le mariage ntre parents proches.

» Il est tout aussi intéressant d'étudier la distribution de la maladie dans chaque famille.

» Ainsi parmi les 14 malades :

» 11 étaient frères ou sœurs atteints de surdi-mutité et de rétinite pigmenteuse.

» 3 seulement appartenaient à des familles distinctes.

» Voici l'histoire assez compliquée de la famille à laquelle appartiennent les cinq premiers enfants :

» Le père est un soldat, bien portant, dont les facultés visuelles et auditives sont normales, mais qui est adonné à l'ivrognerie ; il compte parmi ses parents quelques personnes dont l'ouïe est mparfaite.

» 2 enfants nés d'un premier mariage sont sains.

» Il eut d'un second mariage contracté avec l'aînée de deux sœurs 5 enfants, dont 3 sourds-muets, et cela dans l'ordre suivant :

» 1° Une fille sourde-muette ;

» 2° Une fille saine ;

» 3° Un garçon sourd-muet ;

» 4° Une fille sourde-muette ;

» 5° Un garçon sain.

» Pendant ce mariage, il engendra avec la sœur de sa femme, un enfant mâle sourd-muet, et cela dans l'intervalle qui sépara la naissance du deuxième de ses enfants légitimes avec le troisième.

» Ceux de ces enfants qui sont sourds-muets sont atteints de rétinite pigmenteuse.

» J'ai, du reste, remarqué que quand la surdi-mutité et la rétinite pigmenteuse se développent dans une famille, les deux affections sont constamment réunies sur le même individu.

» Comme ce phénomène peut avoir de l'importance au point de vue de l'influence de l'une de ces infirmités sur l'autre, j'ai demandé soigneusement à tous les sourds-muets s'ils avaient des frères et sœurs présentant les symptômes de rétinite pigmenteuse, et à tous ceux atteints de rétinite pigmenteuse, s'ils avaient des frères et sœurs sourds-muets, et invariablement j'ai obtenu des réponses négatives.

» Chez l'aîné des cinq enfants cités, la maladie est assez avancée au point que le rétrécissement du champ visuel lui permet à peine de se conduire ; cette même lésion l'empêche de suivre les mouvements des doigts, qui représentent pour lui

le langage ; une amblyopie même assez forte, mais qui ne rétré-
cirait pas le champ visuel, serait infiniment moins importune à
ce malheureux.

» On peut se figurer aisément combien est misérable le sort
de ces individus ; ils sont presque complétement exclus de tout
rapport avec le monde extérieur, et les personnes qui vivent
avec eux ne peuvent se faire comprendre qu'en conduisant la
main des aveugles, de manière à leur faire faire à eux-mêmes
les signes qu'on veut leur communiquer.

» Dans cinq cas de rétinite pigmenteuse, sur les quatorze cas
observés chez des sourds-muets, les parents des malades étaient
consanguins ; dans sept cas, ils ne l'étaient pas ; pour deux cas,
j'attends à cet égard des renseignements que je n'ai encore pu
obtenir.

» Parmi les dix-huit sujets jouissant du sens de l'ouïe atteints
de rétinite pigmenteuse que j'ai rencontrés depuis que j'étudie
l'influence de la généalogie sur la production de cette affection,
huit étaient nés de mariage entre cousins, cinq étaient issus de
parents non consanguins ; quarante-cinq autres n'ont pu me
renseigner en cet endroit.

» Ainsi sur la totalité, trente-cinq cas de rétinite pigmenteuse,
dont trois idiots, quatorze sourds-muets, dix-huit doués de l'audition ; la consanguinité des parents a été constatée quatorze
fois ; elle n'existe pas dans douze cas. Ce point m'est resté in-
connu dans neuf cas. »

Pour conclure, je me résumerai en disant :

« 1° Qu'il faut ajouter à la constatation déjà établie antérieu-
rement de la coïncidence entre la surdi-mutité et la pigmentation rétinienne ce nouveau fait, que cette coïncidence est d'autant plus fréquente que la rétinite pigmenteuse est très-rare ;
que cette coïncidence est d'autant plus frappante que les deux
affections atteignent simultanément les enfants appartenant à
des familles dans lesquelles ces maladies apparaissent et ne se
montrent pas isolément.

» 2° Que j'ai appelé l'attention des observateurs sur la coïncidence non encore constatée de la rétinite pigmenteuse et de l'idiotisme.

» 3° Que la consanguinité des parents constitue jusqu'à présent le seul élément étiologique nettement déterminé de cette maladie si particulière de la rétinite.

» 4° Enfin, j'insisterai sur ce point, que l'influence de la consanguinité des parents n'a jamais pu être démontrée par des chiffres, proportionnellement aussi importante, dans la production de la surdi-mutité, de l'idiotisme, de la folie, etc., que j'ai pu la constater pour la production de la rétinite pigmenteuse.

» Depuis la publication de cette note, M. Liebreich a poursuivi ses recherches sur la relation de la rétinite pigmenteuse avec la consanguinité des parents, et nous a fait quelques communications verbales intéressantes.

» Il a visité l'établissement des sourds-muets de Paris, où il a constaté sept fois l'existence de la rétinite pigmenteuse.

» Parmi ces enfants sourds-muets, il y en a trois qui sont issus de germains ; pour les trois autres, on n'a pu avoir de renseignements sur cet objet ; les renseignements existent pour le septième et sont négatifs.

» A Bicêtre, M. Liebreich n'a trouvé aucun cas de rétinite pigmenteuse parmi 89 idiots ; il en a trouvé un parmi 69 idiotes de la Salpêtrière.

» Dans un voyage fait en Russie, M. Liebreich a remarqué que la rétinite pigmenteuse est très-rare dans ce pays. Il voit encore là l'influence de la prohibition religieuse des mariages entre consanguins, sévèrement observée par les catholiques grecs. »

M. Liebreich a continué ses recherches sur ce point depuis qu'il est établi à Paris; il me les a communiquées avec une obligeance dont je suis heureux de le remercier ici. M. Liebreich a examiné presque tous les sourds-muets de Paris ; voici les résultats qu'il a obtenus, au point de vue de la rétinite pigmentaire et de la consanguinité :

A l'institution impériale, sur 195 sourds-muets examinés, il y en avait 7 atteints de rétinite pigmentaire, dont 4 étaient issu de parents consanguins, 1 dont les parents n'étaient pas consanguins, et 2 sur lesquels on n'avait pas de renseignements.

Aux écoles communales, sur 49 sourds-muets, il y avait un cas de rétinite pigmentaire. Pas de renseignements.

Dans la maison de refuge, rue Neuve-Saint-Germain, sur 34 sourds-muets adultes, pas de rétinite.

A l'établissement de Saint-Nicolas, rue de Vaugirard, sur 11 sourds-muets, pas de rétinite pigmentaire.

A la pension de Passy, 1 sourd-muet fut examiné ; il n'avait pas de rétinite pigmentaire.

A la maison des religieuses du Calvaire, à Bourg-la-Reine, sur 39 sourdes-muettes, il y en avait 3 atteintes de rétinite pigmentaire. Pas de renseignements.

Ainsi dans cet examen, M. Liebreich a vu 329 sourds-muets, sur lesquels il y en avait 11 atteints de rétinite pigmentaire ; sur ces 11, 4 ont des parents consanguins, 2 des parents non consanguins, et 5 n'ont pas fourni de renseignements.

Voici le résultat de l'examen des sourds-muets, par M. Liebreich, dans quelques villes de l'Europe :

```
A Leipzig...  100 sourds-muets . 4 atteints de rétinite pigmentaire.
A Dresde..  125      —       2       —           —
A Léopold .  50      —       1       —           —
A Breslau .  107     —       1       —           —
A Varsovie.  13      —       »       —           —
```

M. Liebreich n'a pu avoir aucun renseignement au point de vue de la consanguinité.

Ainsi, en comptant tous les sourds-muets examinés par M. Liebreich, tant à Berlin qu'à Paris et dans d'autres villes de l'Europe, nous trouvons 965 sourds-muets :

Villes.	Nombre de sourds-muets.	Rétinite pigmentaire.	Consanguins.	Non consanguins.	Sans renseignements.
Berlin........	244	14	5	7	2
Paris	329	11	4	2	5
Diverses villes.	395	8	»	»	»
Total...	965	33	9	9	7

A Berlin, et depuis que M. Liebreich est établi à Paris, il a examiné un grand nombre d'individus non sourds-muets, au point de vue de la rétinite pigmentaire. Voici ses résultats :

Sur 66 malades atteints de rétinite pigmentaire, il y en avait 25 issus de parents consanguins, 38 issus de parents non consanguins et 3 sans renseignements.

Et en résumant tous les résultats en vue de la consanguinité, nous avons le tableau suivant :

	Rétinites pigmentaires.	Consanguinité.	Sans consanguinité.	Sans renseignements.
66 non sourds-muets .	66	25	38	3
965 sourds-muets.	33	9	9	7
Total.	99	34	47	10

La différence qui existe dans les résultats obtenus chez les sourds-muets et chez ceux qui ne le sont pas, au point de vue de la consanguinité, tient à ce que les renseignements ont presque toujours manqué pour les sourds-muets, tandis que, pour ceux qui ne sont pas sourds-muets, les renseignements ont toujours été facilement obtenus.

CHAPITRE V.

Prétendue innocuité des mariages consanguins. Réfutation de cette opinion.

« Les croisements, dit M. Périer, sont pour le physiologiste un sujet immense ; et en présence d'une étude si neuve et qui nous apparaît encore si chargée de ténèbres, peut-être eussions-nous fait sagement de renoncer à la pensée de ce travail. Cependant nous avons été très-préoccupé de la différence de nos vues avec les opinions généralement admises ; et dans le but d'aider à la solution des problèmes en litige, nous avons cru qu'il pouvait être utile d'exposer notre manière de voir et nos doutes. »

Ainsi M. Périer admet que l'étude des croisements est chargée de ténèbres et il invoque, pour résoudre le problème, *sa manière de voir et ses doutes*. Mais sa manière de voir n'est-elle pas contre-balancée par les opinions contraires généralement admises, et de plus pour la solution d'un problème de ce genre, de quelle utilité peuvent être les doutes de M. Périer?

« Quel raisonnement, ajoute-t-il, peut venir à l'appui de la croyance à l'amélioration prétendue par le croisement? » Et : « si les père et mère sont pourvus de bonnes qualités physiques et morales, et s'ils sont harmoniques, le rejeton sera bien doué, *n'en doutons pas.* » Déjà, on le voit, les *doutes* de M. Périer commencent à disparaître. Un peu plus loin, il dit : « Voyons les faits. » Ils doivent avoir peu d'importance pour M. Périer, puisqu'ils n'ont pu l'amener qu'à exposer des *doutes* sur la question. Il est, du reste, facile de voir que M. Périer n'est pas très-convaincu de ce qu'il avance. Laissons-le parler : « ... Tous ces signes d'abaissement et de langueur, ils (les Turcs) ne les doivent *peut-être* qu'à leurs excès commis avec de belles étrangères, au sein desquels, comme par un juste retour, ils auraient trouvé leur Capoue. » Et au sujet de Rome : « La multiplication des forces l'avait faite ce qu'elle fut, l'altération extrême du sang ce qu'elle devint... Au surplus, il n'est pas permis de trancher d'un mot la question, quand il s'agit de causes aussi complexes et nécessairement multiples que celles de l'élévation et de la chute du nom romain. »

« Ouvrons maintenant le livre des faits qu'il nous est donné d'observer », dit M. Périer. Alors il cite les Polynésiens, les habitants des îles Marquises et tous les insulaires, depuis l'île de Pâques jusqu'aux îles Sandwich, des Amis et de la Nouvelle-Zélande, comme formant « une race belle entre toutes, et qui, dans la région orientale, ne doit rien au mélange avec les autres nations ». Il ajoute plus loin : « Que n'a-t-on pas dit des Géorgiens et des Circassiens, de leur beauté et de leur force? » Et ensuite: « Nous en dirons autant des Tadjicks. » Et quelques lignes plus bas: « Tels sont aussi les Parsis ou Ghèbres, qui doivent *certainement* à la pureté de leur sang, l'intégrité de leurs caractères athniques. » Ici encore, M. Périer ne doute plus, il est convaincu. Et pourtant que savons-nous de positif sur le non-croisement des Géorgiens, des Circassiens, des Tadjicks, des Parsis et des Ghèbres? Leur pureté est une simple supposition, et toute l'argumentation de M. Périer repose, par conséquent, sur une pétition de principe, c'est-à-dire qu'il suppose prouvé ce qui est en question.

Pour les Polynésiens, il admet sans restriction les récits de Bougainville, de Cook, de Forster, de Quoy et Gaymar, bien que ces récits soient entachés de beaucoup d'exagération. Voici, en effet, ce que dit Hombron, chirurgien-major de l'*Astrolabe*, dans le voyage entrepris au pôle sud et en Océanie, par Dumont d'Urville : « Bougainville, Cook, Forster, etc., nous ont successivement tracé le tableau des indigènes de Taïti, des Sandwich, de la Nouvelle-Zélande. Mais rien de tout cela n'est lié. Il y a plus : les voyageurs louent et blâment dans les mêmes termes, et ce serait en vain que l'on chercherait à se faire une idée juste des naturels de chaque archipel. On vous annonce bien d'abord une différence, soit en bien, soit en mal, mais vous la chercheriez inutilement dans les expressions des auteurs. *Ils ont un thème fait*, soit qu'ils blâment, soit qu'ils louent ; il est invariable... », etc. Et après avoir dit que les Polynésiens sont de beaux hommes, Hombron ajoute : « Ils (les Polynésiens) sont légers, fort attachés au plaisir, mais ils sont prompts à saisir, pleins de curiosité; ils promettent de l'imagination, ils iront au-devant de l'instruction. *Du croisement avec les Européens, il résultera une race métis magnifique*, si de bonnes lois autorisent et règlent ces alliances (1). »

Ainsi Hombron, tout en accordant aux Polynésiens une supériorité marquée sur les habitants des autres îles de l'Océanie, conclut que leur croisement avec les Européens donnerait de magnifiques métis. Il en existe déjà beaucoup dans ces îles, à cause des relations nombreuses que les habitants ne cessent d'avoir avec les divers peuples qui, voyageant dans ces parages,

_____

(1) *Voyage au pôle sud*, de Dumont d'Urville, vol. IV, note 32, p. 355, 378.

— 54 —

ne manquent jamais d'aborder à Taïti, aux îles Marquises et aux Sandwich. M. Périer, en lisant Hombron, eût peut-être été moins convaincu de la supériorité des Polynésiens. Et d'ailleurs Lesson, cité par M. Périer lui-même, ne dit-il pas « qu'il a rencontré *un grand nombre de bossus à Baraboru, à Taïti et dans toutes les îles de la Société* ».

Quant aux Géorgiens, aux Circassiens et aux Tadjicks, que savons-nous de positif sur la pureté de leur sang?

M. Périer, cherchant toujours à prouver que les peuples peu mélangés « portent l'empreinte d'une constitution plus normale, plus belle que ceux auxquels les croisements ont fait perdre leurs premiers caractères ethniques », M. Périer cite les juifs : « Les immunités chez ce peuple l'emportent de beaucoup sur les susceptibilités morbides. » Mais où sont les preuves d'une telle assertion, et que deviennent les observations de M. Liebreich, qui prouvent que la surdi-mutité est plus fréquente chez les juifs que chez les catholiques et les protestants, et de plus l'opinion de M. Legoyt, qui prouve que les juifs ont une grande tendance à l'aliénation mentale et à l'idiotie.

M. Périer cite de Humbolt qui dit des indigènes de l'Amérique : « Ils ne sont presque jamais sujets à aucune difformité. Je n'ai jamais vu un Indien bossu. Il est extrêmement rare d'en voir de louches, de boiteux ou de manchots. » D'Orbigny est du même avis au sujet des Indiens du Mexique, mais d'Orbigny semble attribuer au croisement cette absence d'infirmités : « La taille de ces aborigènes et des métis qui en proviennent est fort avantageuse, et M. de Humbolt cite un géant métis, Martin Salmeron, haut de 7 pieds (1). »

Dans un autre livre intitulé : *L'homme américain*, d'Orbigny dit : « Les croisements entre différentes nations de races américaines ont toujours montré des produits supérieurs aux types mélangés. » Il ajoute : « Les mélanges des nègres avec les femmes américaines produisent des hommes supérieurs par les traits aux deux races mélangées. »

(1) D'Orbigny, *Voyage dans les deux Amériques*, p. 455.

Selon Levaillant, cité par M. Boudin, p. 530 , des *Mémoires de la Société d'anthropologie*, année 1863 : « Les Hottentotes obtiennent de leurs maris trois ou quatre enfants tout au plus ; avec les nègres, elles triplent ce nombre, et plus encore avec les blancs. »

M. Périer s'est donc trop hâté de conclure « que les races veulent rester pures, et qu'elles ne s'améliorent pas par le croisement ». C'est toujours la même pétition de principe.

Alors sans doute, cette fois, M. Périer admet la solidarité absolue entre les races et les familles, et dit : « Si les races veulent rester pures, comment les familles voudraient-elles être mélangées ? » Et parlant de la noblesse, M. Périer écrit ces lignes : « M. Niebuhr (de Paw...), et divers auteurs, d'après ces témoignages, d'accord avec l'opinion générale et qui n'est guère contestée, ont cru devoir attribuer une semblable dégénération au non-renouvellement du sang dans les familles. — Mais c'est là une grosse question que l'on s'est beaucoup trop hâté de considérer comme résolue. »

Pour renverser l'opinion généralement admise, M. Périer cite Benoiston (de Châteauneuf), qui dit : « Et quand les nobles déployaient cette force, cette vigueur, c'était précisément à l'époque où toute mésalliance aurait été regardée par les nobles comme un déshonneur, où ils ne se mariaient jamais qu'entre eux. » Cela ne prouve rien contre le croisement, les nobles formant alors à eux seuls une véritable nation, dans laquelle les alliances étaient loin d'être restreintes. Les nobles dégénérèrent seulement quand leurs alliances devinrent de plus en plus restreintes ; et c'est cette dégénération que Benoiston attribue chez les nobles « à l'état militaire d'abord, et ensuite à l'état ecclésiastique ». Mais comme le dit très-judicieusement M. Devay : « La guerre extermine, les vœux monastiques suppriment ; mais tout cela n'amène point la dégénérescence physique et morale. Il faut d'autres causes qui agissent sur la vitalité même. » La consanguinité est une de ces causes. Et M. Devay le prouve à la page 30 de son mémoire, qui a pour titre : *Un mot sur les mariages consanguins.* « La liste des chevaliers

composant la compagnie d'hommes d'armes, d'un héros... de l'illustre Bayard, se composait de soixante et un personnages, tous
appartenant aux plus nobles familles du Dauphiné. Savez-vous
ce qui reste à présent de ces soixante et une familles qui res-
plendissaient dans la force et dans les vertus, car il en fallait
pour suivre le fanon du chevalier sans peur et sans reproches ?
Il en reste cinq ! Vous ne sauriez croire combien les mariages
consanguins étaient fréquents dans ces familles ; c'était presque
la règle commune.

» Le dernier rejeton (il vit encore) d'une des plus illustres et
des plus bienfaisantes familles du Dauphiné, épousa sa cousine
germaine ; ils sont l'un et l'autre d'un âge proportionné, d'une
santé moyenne. Dans le cours de cette union ont eu lieu neuf gros-
sesses et neuf accouchements à terme d'enfants morts. La race
est éteinte, et c'est grand dommage, car il y avait en elle des
vertus et des mérites traditionnels. »

Ensuite M. Périer invoque l'autorité de M. Daumas à l'appui
de son opinion sur les aristocraties ; il cite les passages suivants
du *Sahara algérien :* « Les Hiban (qui sont très-beaux) ne se
mésallient point ; il n'est permis aux jeunes gens de déroger à
cette règle qu'en faveur des belles filles de la tribu des Ad-el-
Nour. » Il n'y a pas de mésalliance, sans doute, mais il y a
croisement. Viennent ensuite d'autres citations de M. Daumas
où il est dit que les tribus les plus belles et les plus nobles ne se
mésallient point. Mais M. Périer a oublié ce passage, p. 172 :
« Les Zedgon parlent l'arabe ; *presque tous pourtant sont de
sang très-mêlé.* Il sont généralement bien faits, élancés, très-
vigoureux, comme tous les Arabes du Sahara. Leurs mœurs
trahissent à la fois et l'ardeur du sang nègre qu'ils tiennent de
leurs mères, et la vigueur de leur tempérament. Ceci s'entend
aussi bien des hommes que des femmes. »

M. Périer cite l'opinion d'Alcide d'Orbigny sur les peuples de
l'Amérique méridionale « qui ne s'allient qu'entre familles parentes ou du moins entre gens d'une même nation, d'où l'uniformité du type que présente chacune d'elles ; uniformité, dit
l'auteur, qui se perpétue depuis des siècles, et restera sans

doute invariablement la même tant que se maintiendra le système suivi. » D'Orbigny parle ainsi à la page 135 de son livre
sur l'*Homme américain*, et il dit le contraire à la page 139, où
il établit la supériorité de ceux qui se croisent.

Plus loin, M. Périer dit : « Chacun sait..... que les unions
consanguines sont en usage dans beaucoup de sociétés juives,
sans que ces belles races aient pour cela périclité. » Je laisse
M. Boudin répondre : « Sur un total de 341 sourds-muets
présents à l'institution de Berlin, il s'est trouvé 42 juifs, c'est-
à-dire que la proportion des sourds-muets, qui n'était que de 6
sur 10 000 habitants chrétiens, s'élevait à 27 sur 10 000 juifs.
Nous ajouterons que, lors de notre visite à l'institution de Paris,
nous avons constaté la présence de 3 juifs sourds-muets sur
un personnel d'environ 200 infirmes, tandis que, d'après la proportion des juifs en France, qui n'est guère que 1/350 de la population, le contingent juif n'aurait dû être que de 200/350 ou
environ 0,5.

» En Danemark, on comptait en 1847, d'après M. Hübertz,
3,34 aliénés ou idiots sur 1000 catholiques, et 5,85 sur 1000
juifs.

» En Angleterre, dit le docteur Elliotson, les juifs des classes
riches ont la mauvaise habitude de se marier entre cousins
germains ; aussi ne voit-on nulle part ailleurs tant de louches,
de bègues, d'originaux, d'idiots et de fous à tous les degrés.

» Le docteur Pruner Bey nous a communiqué des chiffres qui
prouvent que la surdi-mutité est commune parmi les juifs du
Caire (1). »

M. Boudin ajoute : On lit dans un livre remarquable de
Lallemand : « Quand les alliances sont trop restreintes, elles
finissent par rompre l'équilibre nécessaire au développement
normal de la constitution..... Le type se détériore d'autant plus
qu'il se distingue des autres ; c'est ce qui est arrivé pour le peuple juif. Dans chaque localité, le nombre des coreligionnaires
étant peu considérable, les alliances n'ont pu avoir lieu qu'en-

____

(1) Boudin, *Danger des mariages consanguins*, p. 14, 15.

tre parents; le type a perdu par là de sa vigueur et de sa beauté..... »

« Nous ne pouvons, dit M. Legoyt, passer sous silence la remarquable et évidente tendance de la race juive à l'aliénation mentale. Elle résulte de tous les renseignements recueillis sur la matière (1). »

D'après les preuves que je viens de donner, je ne crois pas que M. Périer puisse persister dans son opinion, que la race juive n'a pas périclité.

Enfin M. Périer, après avoir dit que chez beaucoup de peuples il n'est pas rare de voir les familles s'allier entre elles, ajoute : « Les choses se passent ainsi depuis la série des siècles. Et comment croire que l'expérience des inconvénients que présentent ces sortes d'union; comment croire, disons-nous, que cette expérience n'aurait pas conduit à des réformes salutaires? » Comment? mais jusqu'à présent on n'avait que des assertions et des faits isolés comme preuves. Aujourd'hui le mal est prouvé par la statistique; il est impossible de nier des chiffres. Et pourtant on ne s'empresse guère de porter remède au mal.

M. Périer étudie ensuite les familles et il s'applique à prouver que les unions consanguines et l'absence de croisement ne sont pas aussi fatales qu'on le dit. Cependant, suivant M. Périer, « les unions entre parents peuvent avoir des inconvénients et des périls que ne présentent pas au même degré les alliances croisées. C'est là un fait acquis. » — Et quatre lignes plus loin, M. Périer dit : « Cependant entre une théorie pure et l'opinion qui se fonde sur les lois générales de l'organisme et sur des données positives, nous croyons que le choix ne devra pas être incertain.» De quel côté est la théorie pure? — Où sont les données positives ? Je ne crois pas qu'il soit possible d'hésiter.

M. Périer demande alors à quoi tiennent les accidents qui résultent des mariages consanguins. Pour lui, ils résulteraient « du manque d'harmonie » dans ces mariages. «Entre individus étrangers, dit-il, si les alliances parfaitement harmoniques sont

____

(1) Boudin, *Mémoires de la Société d'anthropologie*, p. 524.

rares, combien ne le seront-elles pas davantage entre proches parents ! » Aussi M. Périer conclut :« Toutes les fois que les époux seront doués comme il convient, nous contestons qu'il soit permis d'accuser la funeste influence de la parenté sur les produits de la génération. Et, il en résulte que, sans faire intervenir l'hypothèse, inconsidérée selon nous, de cette influence que rien ne prouve, les accidents des mariages consanguins s'expliquent pour ainsi dire d'eux-mêmes, dès qu'on les envisage sans idée préconçue. » M. Périer seul fait une hypothèse en disant que les accidents des mariages consanguins s'expliquent d'eux-mêmes. Des observateurs sans idée préconçue, MM. Chazarain et Boudin, ont prouvé par des chiffres que la consanguinité est l'unique cause des accidents. Ainsi M. Chazarain a trouvé, à l'institution des Sourds-muets de Bordeaux, 30,33 de sourds-muets consanguins pour 100. M. Boudin, à l'institution de Paris, a trouvé 28,35 pour 100.

Ensuite M. Périer commente les arguments invoqués pour combattre la consanguinité; il repousse les opinions de Fodéré, d'Esquirol, de Grognier, de M. Girou de Buzareignes, de M. Prosper Lucas, de M. G. Pouchet, et il termine par ces mots : « Encore une fois, ce ne serait donc pas la consanguinité saine, mais la consanguinité morbide entachée de vices héréditaires, par conséquent l'hérédité morbide elle-même, qu'il faut accuser en général de tous les fâcheux effets que l'on constate à la suite des mariages entre consanguins. » Je demande à M. Périer quelle sera la cause des accidents, quand les parents consanguins jouiront d'une parfaite santé, lorsqu'ils n'auront rien de morbide à transmettre.

M. Périer reproche à M. Devay « de ne pas avoir comparé ses observations avec un égal nombre d'autres, prises dans des conditions analogues parmi les alliances croisées. Elles pèchent donc par la base » . Le reproche de M. Périer est fondé, mais ne doit-on pas adresser le même reproche à M. Périer qui, pour toute preuve de son opinion, termine en disant : « Et pour ce qui nous concerne, nous dirons que déjà, depuis plusieurs années, nous avons noté sommairement des faits de mariages consanguins, aujourd'hui au nombre de 26, *pour la plupart entre cousins issus de germains*, et à la première génération, et que parmi ces faits recueillis en général dans la classe aisée, nous n'avons pu rencontrer la trace d'un accident imputable à la consanguinité, isolée de tout élément morbifique. » M. Boudin réfute ainsi M. Périer, page 65 de son mémoire : « Les 26 cas d'innocuité notés sommairement par M. Périer pendant plusieurs années sont un chiffre bien faible dans un pays tel que la France, où chaque année il se contracte 3000 à 4000 mariages consanguins. Ajoutons que les immunités constatées par M. Périer portent sur des mariages entre cousins issus de germains, et que dans cette catégorie de mariages consanguins, les accidents diminuent déjà très-notablement. »

M. Périer conclut que « ce n'est pas aux liens du sang, à la consanguinité proprement dite, mais à des causes du domaine de l'hérédité morbide chez les époux que doivent être attribués les accidents des mariages consanguins ». Cette conclusion ne peut être la conséquence que des doutes de M. Périer sur la question.

M. Périer n'est pas le seul qui se soit élevé contre les dangers des unions consanguines. A côté de lui vient M. Bourgeois, qui le 12 mai 1859 soutint sa thèse inaugurale sur ce sujet : Quelle est l'influence des mariages consanguins sur les générations? Je vais passer en revue les idées que M. Bourgeois soutient dans sa thèse. J'essayerai de démontrer qu'elles ne reposent sur rien de solide, et que, de plus, elles constituent par leur ensemble une erreur qu'il est utile de combattre.

M. Bourgeois dit à la deuxième page de son travail : « L'opinion du vulgaire, quelque générale et ancienne qu'elle soit, qui attache aux mariages consanguins des idées de malheur, n'est pas à prendre en considération dans un travail scientifique. Ces idées sont presque toujours le résultat de l'ignorance et de l'erreur ; nées du merveilleux ou de la superstition, elles ont été nourries et entretenues par des faits mal interprétés, dans lesquels des coïncidences fâcheuses ont frappé des esprits prévenus. Enfin les mauvais effets de toute consanguinité ont été admis avec d'autant plus de facilité, que la plupart des lois civiles et religieuses des différents peuples ont interdit plus ou moins formellement les mariages consanguins. » Alors viennent deux citations : la première du Lévitique, concernant la défense des unions entre parents ; la deuxième de saint Augustin. Et M. Bourgeois dit : « Dans ces lignes, comme dans le passage de l'Ancien Testament cité plus haut, on voit l'invocation des sentiments les plus délicats de l'honnêteté et de la dignité humaine, mais le profond docteur de l'Église ne fait aucune mention des motifs fondés sur des idées de malheur, ni même de dangers ou de simples inconvénients auxquels exposeraient les mariages entre parents. »

Tout d'abord, je ne suis pas de l'avis de M. Bourgeois, qui rejette l'opinion du vulgaire dans une question de ce genre. Pour moi, je crois que les idées de malheur attachées aux mariages consanguins n'ont pas germé sans raison dans l'esprit du vulgaire ; elles y sont nées sous l'influence de faits non enregistrés, il est vrai, mais assez nombreux pour frapper l'imagination. Le vulgaire s'est formé une opinion devant les faits ; il a vu que souvent en s'unissant les parents consanguins avaient des enfants sourds-muets, épileptiques ou idiots, et le vulgaire, tout naturellement et sans efforts, a attaché à ces unions des idées de malheur. Que ces idées de malheur aient pris une certaine extension à cause de l'interdiction civile et religieuse de ces mariages chez différents peuples, cela est possible ; mais la raison veut qu'on tienne compte de l'opinion du vulgaire, d'autant mieux qu'aujourd'hui l'observation rigoureuse, l'analyse des faits et la statistique viennent lui donner raison.

M. Bourgeois se déclare satisfait, parce qu'il pense que Moïse et saint Augustin ont interdit les mariages consanguins, seulement « en vue des sentiments les plus délicats de l'honnêteté et de la dignité humaine ». Mais ce sentiment seul n'a pas animé le législateur des Hébreux, puisque dans les versets 20 et 21 du chapitre XX du Lévitique, il dit en parlant de ceux qui cohabiteront avec leurs tantes... *absque liberis morientur*. Et de ceux qui cohabiteront avec leurs belles-sœurs... *absque liberis erunt*.

De plus, aux premiers siècles de l'ère chrétienne, un pape, saint Grégoire, proclamait dans une lettre à l'évêque de Cantorbéry que les mariages consanguins étaient stériles : « *Ex tali conjugio sobolem non posse succrescere.* »

M. Bourgeois passe en revue les opinions de MM. Sauvé, Prosper Lucas, Ménière, Rilliet, Morel et Devay. L'analyse de leurs ouvrages est faite en quelques mots ; les observations citées par les auteurs sont regardées comme non avenues ; celles de M. Devay sont même considérées comme choisies à plaisir. Enfin, M. Bourgeois termine en disant qu'il a toujours rencontré dans ces opinions une contradiction flagrante avec ses observations personnelles. Et alors comment procède M. Bourgeois pour prouver qu'il a raison ? Il emploie absolument les mêmes moyens que les auteurs qu'il accuse.

« M. Bourgeois raconte avec détail, dit M. Boudin, l'histoire curieuse d'une famille de 416 membres, issus d'un couple de cousins dont l'alliance remonte à cent trente ans. Ces 416 membres sont les produits de 91 unions fécondes, dont 16 consanguines superposées. Comme on le voit, cependant, les alliances étrangères furent nombreuses. M. Bourgeois n'a pas constaté dans cette famille ces avortements, ces retards de conception dont a parlé Rilliet ; la santé des produits n'a rien laissé à désirer. C'est à peine si, dans cette longue succession de générations, on trouve quelques cas d'épilepsie (deux, dont un accidentel), d'imbécillité (un seul cas), d'aliénation mentale (un seul cas accidentel), de phthisie (deux cas), de scrofules (un seul) ; on n'observa ni monstruosité, ni idiotie, ni surdi-mutité, ni paralysie. Sur 65 enfants nés des unions consanguines, 8 seulement succombèrent avant l'âge de sept ans, à différentes maladies ; il n'y eut donc qu'une perte de 1 sur 8,1, au lieu de celle de 1 sur 2,77 que donne Duvillard. Pour les autres enfants issus des alliances non consanguines, la perte fut de 1 sur 6,40. Des 57 autres enfants, 20 succombèrent entre vingt-sept et soixante ans, les autres dépassèrent cet âge, et plusieurs vécurent plus de quatre-vingts ans. Au total, la vie moyenne fut dans cette famille, pendant les cent trente années, de 39,22. M. Bourgois rapporte à la suite 24 exemples d'unions entre parents, qui lui ont été fournis par différentes personnes, et dans lesquelles on voit la même immunité (1). »

Cette observation n'est qu'un fait isolé, qui ne prouve rien contre les résultats fournis par la méthode numérique comparative.

M. Dally a fait paraître, dans la *Gazette hebdomadaire* de 1862, trois articles dans lesquels il cherche à faire prévaloir son opinion contre « des opinions d'autant plus dangereuses pour le calme et la réputation de bien des familles, que leur origine est honorée, leur mobile honnête, leur but respectable et que, partant, grande est leur autorité ». Je ne vois pas comment on peut troubler le calme et la réputation des familles en leur indiquant l'origine de maladies terribles qui les frappent dans leurs enfants. Les familles seront, au contraire, reconnaissantes ; on ne saurait donc trop encourager les recherches de la statistique sur ce point. Et si, suivant M. Dally, la statistique « a ses aventures », pourquoi propose-t-il la statistique comme moyen de recherches? Pourquoi termine-t-il son deuxième article par ces mots : « Nous ferons ultérieurement connaître les résultats des statistiques que nous avons entreprises. » M. Dally dit au commencement du troisième article : « Pourquoi M. Boudin a-t-il pris 95 dossiers (lors de sa visite aux sourds-muets de Paris) et non un plus grand nombre sur une population de 225 sourds-muets? » Mais M. Boudin a dit dans son mémoire : « Sur 200 infirmes présents, nous avons trouvé 95 sourds-muets de naissance. » Alors M. Boudin répond à M. Dally dans son *Mémoire des Bulletins de la Société d'anthropologie*, 1863, p. 508 : « Ainsi le nombre total des infirmes est de 200. M. Dally demande pourquoi nous n'en avons pas examiné 225, chiffre dont il ne justifie pas l'origine. Quelques lignes plus bas, il se plaint de ce que nous n'indiquons pas le nombre total ; mais s'il en est ainsi, de quel droit le suppose-t-il de 225? Enfin, M. Dally ne comprend pas que notre examen spécial n'ait porté

---

(1) Boudin, *Mémoires de la Société de statistique*, avril 1862, p. 113.

que sur 95 sourds-muets de naissance. Aurait-il voulu que nous recherchassions l'origine consanguine des infirmes atteints de surdi-mutité accidentelle? »

Un peu plus loin M. Dally dit : « Alors même que ce chiffre (de 28 consanguins d'origine pour 100 sourds-muets de naissance) serait exact pour la classe des sourds-muets de l'institution de Paris, de quel droit M. Boudin l'étend-il à la ville de Paris tout entière? » M. Boudin répond : « M. Dally demande de quel droit nous étendons cette proportion à la ville de Paris tout entière. Nous lui demandons, nous, de quel droit il nous prête cette extension qui, de toute évidence, n'est que dans son imagination (1)? »

Enfin, M. Dally dit, au sujet de la statistique de M. Liebreich sur les juifs sourds-muets de Berlin : « Qui ne devine qu'il doit y avoir à l'institution de Berlin un nombre de juifs sourds-muets hors de proportion avec la population israélite de la ville, venant peut-être de tous les points de l'Allemagne? »

Mais d'un autre côté, M. Boudin dit, p. 525 des *Mémoires de la Société d'anthropologie*, 1863 : « A l'institution de Berlin, le docteur Liebreich a trouvé 23 juifs sur 223 sourds-muets, *nés à Berlin.* » M. Boudin pose alors à M. Dally cette question : « M. Dally admet-il donc que l'on puisse à la fois être né à Berlin et être né ailleurs? »

Cette polémique ne me semble guère à l'avantage de M. Dally.

Le 3 août 1863, M. Séguin lut à l'Académie des sciences l'extrait suivant : « L'excellent article de M. Bourgeois sur les alliances consanguines, publié il y a quelque temps dans les *Comptes rendus* (séance du 26 janvier 1863), a contribué puissamment à tranquilliser les membres des familles qui, se trouvant dans les mêmes cas, n'étaient pas doués d'une force d'esprit suffisante pour résister aux impressions pénibles qui devaient être la conséquence des nombreuses attaques dont ces mariages sont devenus le sujet depuis quelques années.

(1) Boudin, *Mémoires de la Société d'anthropologie*, 1863, p. 509.

» J'aime à croire que les auteurs des observations *qui ont surgi de toutes parts à ce sujet* ont, avec les meilleures intentions du monde, cherché, la plupart du temps, et même à leur insu, *à étayer des idées préconçues chez eux, en portant leur choix de préférence sur des observations isolées conformes à leur manière de voir, et cela sans soupçonner ni même se douter le moins du monde qu'ils pouvaient affecter péniblement des personnes qu'ils n'avaient nullement l'intention de contrister.* C'est pourquoi j'ai cru devoir corroborer l'observation de M. Bourgeois par celle de dix alliances de ma propre famille avec celle des Montgolfier, afin de combattre, par des résultats sur une aussi grande échelle, *des observations sans suite et sans liaison entre elles*, et que cependant leurs auteurs ont crues suffisantes pour servir de base *à une prétendue loi* qui devait en être la conséquence...

» L'auteur cite, à l'appui de son opinion, les résultats de dix unions entre les Séguin et les Montgolfier.

» Ces dix unions ont produit 61 enfants, dont 46 vivent en 1863, et dont les années vécues jusqu'en 1863 représentent le chiffre de 1845 ans.

» Je n'ai jamais appris qu'il y eut parmi tous les enfants provenant de ces mariages aucun cas de surdi-mutité, d'hydrocéphalie, de bégayement ou de six doigts à la main (1). »

M. Séguin dit que « des observations (contre la consanguinité) ont surgi de toutes parts ». C'est vrai, et pourquoi n'en surgit-il pas un aussi grand nombre à l'appui de ces unions?

M. Séguin ajoute « que les auteurs (contre la consanguinité) ont avec les meilleures intentions du monde donné des observations..., et cela sans se douter le moins du monde qu'ils pouvaient affecter péniblement des personnes qu'ils n'avaient nullement l'intention de contrister ».

M. Séguin a raison de croire que les auteurs qui attaquent les unions consanguines n'ont nullement l'intention de contrister

(1) *Gazette des hôpitaux*, 11 août 1863; *Comptes rendus de l'Académie des sciences.*

les familles. Une autre intention les dirige, celle de leur être
utiles en indiquant la source du mal.

M. Séguin dit que « les observations sont données d'après
des idées préconçues....; qu'elles sont sans suite et sans liaison
entre elles ». M. Séguin oublie sans doute tous les résultats
convaincants fournis par la méthode numérique comparative.

CHAPITRE VI.

Les conséquences fâcheuses de la consanguinité sont plus facilement appréciables dans toutes les conditions où les alliances sont restreintes.

Toutes les fois que les alliances sont plus restreintes, la consanguinité exerce son influence fâcheuse bien plus facilement ;
ainsi, chez les juifs, qui se marient presque tous entre eux, la
consanguinité fait de grands ravages, et ce n'est pas une vaine
assertion ; la statistique le prouve.

M. Legoyt a écrit : « Nous ne pouvons passer sous silence la
remarquable et évidente tendance de la race juive à l'aliénation mentale. Elle résulte de tous les renseignements recueillis
sur la matière, et dont voici le résumé :

| | Nombre pour un aliéné de : | | |
	Catholiques.	Protestants	Juifs.
Bavière	908	967	514
Hanovre	528	641	337
Silésie	1355	1264	624
Wurtemberg. .	2006	2028	1544

» Faut-il voir dans cette fréquence de l'aliénation parmi les
juifs une influence de race, ou tout simplement la conséquence
de ce fait qu'ils habitent tous les villes et exercent les profes-
sions les plus exposées aux crises économiques ? Faut-il y voir,

, qui n'est guère q
ngent juif n'aurait dû être
Ces chiffres parlent asse
de commentaires ; et pour
n'aient absolument rien qu
de la part de M. le grand r
présente assez d'intérêt pour

(1) Legoyt, Journal de la Société de
(2) Boudin, Du danger des unions
ments, p. 14.

comme le docteur Martini, l'influence des mariages entre proches parents, plus nombreux parmi les juifs que parmi les chrétiens? Peut-être doit-on admettre la concurrence de ces trois causes dans la production du phénomène. Il est à regretter que nos documents ne fassent pas connaître si l'aptitude de la race juive se manifeste dans l'idiotie comme dans l'insanité. Les deux seuls renseignements que nous possédions sur ce point ont été recueillis en Silésie et en Wurtemberg. Nous les reproduisons ci-après :

| | Nombre pour un idiot de : | | |
	Catholiques.	Protestants.	Juifs.
Silésie (1856).	4 113	3 207	3 003
Wurtemberg...	580	558	425 (1)

» A Berlin, le docteur Liebreich, cité par M. Boudin, a trouvé à l'institution des Sourds-muets, 42 juifs sur 341 sourds-muets, et 23 juifs sur 223 sourds-muets nés à Berlin. On comptait dans cette ville :

3,1 sourds-muets sur 10 000 catholiques.

6 sourds-muets sur 10 000 chrétiens presque tous protestants.

27 sourds-muets sur 10 000 juifs.

» Lors de sa visite à l'institution des Sourds-mue

Le 21 juillet 1862, M. le grand rabbin de Paris a adressé la lettre suivante à l'Académie des sciences : « Un mémoire de M. le docteur Boudin sur le danger des mariages consanguins, lu à l'Académie des sciences le 16 juin dernier, renferme à l'égard des juifs des opinions qui me paraissent exagérées, sinon erronées, et contre lesquelles j'éprouve le besoin de protester. M. Boudin, après avoir avancé que la surdi-mutité est commune parmi les juifs des autres pays, dit qu'il y a lieu de présumer « qu'en France comme à l'étranger les mêmes causes produisent les mêmes effets ». Je ne me permets pas de discuter avec M. Boudin sur le danger des mariages consanguins ; supposant ce fait incontesté, il y aurait toujours à remarquer que les mariages de cette nature ne sont pas aussi fréquents parmi les juifs que M. Boudin paraît le croire. La loi mosaïque, il est vrai, permet le mariage entre oncles et nièces, mais la loi civile le défend, et les dispenses ne s'obtiennent pas très-facilement. Entre cousins et cousines, les alliances sont permises partout, avec la légère différence des empêchements du droit canonique, que l'on fait disparaître sans difficulté. Je n'ai pas de données certaines, irrécusables, pas plus que M. Boudin, sur notre population israélite en France ; mais dans notre communauté de Paris, composée de 25 000 âmes au moins, j'affirme qu'il n'y a pas quatre sourds-muets. L'établissement de la rue Saint-Jacques en renfermait trois il y a quelques semaines ; renferme plus que deux, qui sont de Bordeaux. Or, en iste à Paris, nous arri- entière, et nous

Lie-

il s'agit des juifs, et il est de mon devoir de relever des erreurs, même innocentes, qui peuvent devenir nuisibles. Je le fais avec tout le respect que je porte et que je dois à un homme aussi instruit et aussi honorable que M. Boudin. »

Le 4 août, M. Boudin a répondu à l'Académie la lettre suivante : « Ma communication du 16 juin sur les mariages consanguins a provoqué de la part de M. le grand rabbin de Paris des observations qui, loin d'infirmer, confirment toutes mes propositions. J'ai dit qu'à Berlin, M. Liebreich avait trouvé à l'institution des Sourds-muets 42 juifs sur 341 infirmes, et 23 juifs sur 223 sourds-muets nés à Berlin. M. le grand-rabbin ne répond pas à cette donnée si précise. Admettrait-il que ses coreligionnaires représentent la huitième partie de la population de la Prusse, et la neuvième partie de la population de Berlin ? D'après le recensement de 1858, les juifs ne représentent que la soixante-dixième partie de la population de la Prusse.

» J'ai rappelé qu'en Angleterre le professeur Elliotson disait avoir rencontré parmi les juifs riches (*mong the rich Jews*) une proportion très-élevée de louches, de bègues, d'originaux, de fous et d'idiots, circonstance qu'il attribue à la mauvaise habitude (*bad custom*) de se marier entre proches. Au Caire, le docteur Pruner-Bey a constaté aussi une proportion élevée de sourds-muets parmi les juifs. En Algérie, MM Grellois et Furnari ont signalé l'hydrophthalmie comme constituant l'apanage à peu près exclusif de la race juive. En Danemark, la statistique officielle constate que la proportion des fous et des idiots parmi les juifs est à celle des catholiques comme 5 est à 3.

» M. le grand rabbin répond : « Je ne m'explique pas la » statistique de M. Liebreich, et bien moins le fait avancé par » M. Elliotson ; et, jusqu'à preuve du contraire, je prends la » liberté de m'inscrire en faux. »

» Voilà une manière d'argumenter qui, pour être médiocrement parlementaire, n'en est pas plus convaincante. Mais entre l'affirmation de deux savants honorables, parlant de faits constatés par eux, et la négation sans preuves de M. le rabbin, l'Académie décidera.

» Examinons maintenant la partie affirmative de la lettre de M. le grand rabbin. Selon lui, les juifs seraient en France au nombre de 100 000 soit 1 juif pour 360 Français. On compte en moyenne à l'institution de la rue Saint-Jacques 200 sourds-muets, chiffre qui, d'après ce qui précède, comporte un contingent juif de 0,5, soit un demi-juif. Or, M. le grand rabbin déclare lui-même y avoir trouvé deux juifs nés en France. La conséquence est que le contingent juif réel **des sourds-muets** de l'institution de Paris dépasse quatre fois le contingent légal. En résumé, M. le grand rabbin ne produit pas un seul argument contre les faits si précis de MM. Elliotson et Liebreich, et les chiffres qu'il énonce sur la France concluent directement contre sa thèse. »

Je ne sache pas qu'il soit possible de faire la moindre objection à cette réponse ; il reste donc acquis que la consanguinité exerce de grands ravages parmi les juifs, précisément parce que, malgré leur dissémination, ils se marient tous entre eux. Et à l'appui de cette opinion, je ne puis mieux faire que de citer un passage remarquable d'un livre non moins remarquable de Lallemand. « Quand les alliances sont trop restreintes, elles finissent par rompre l'équilibre nécessaire au développement normal de la constitution..... Le type se détériore d'autant plus qu'il se distingue davantage des autres ; c'est ce qui est arrivé pour le peuple juif..... Dans chaque localité, le nombre des coreligionnaires étant peu considérable, les alliances n'ont pu avoir lieu qu'entre parents ; le type a perdu par là de sa vigueur et de sa beauté. En général, rien n'est plus favorable au perfectionnement des populations que leur croisement avec celles qui vivent dans des conditions opposées (1). »

Ce n'est pas seulement chez les juifs que les alliances sont restreintes, et conséquemment que les ravages de la consanguinité sont terribles ; ainsi, dans les îles et dans les pays de montagnes où les habitants n'ont que des relations extérieures très-rares, la consanguinité produit beaucoup d'accidents.

(1) Lallemand, *Éducation publique.* Paris, 1848, p. 75.

Le docteur Ponsin (de l'île de Ré), dit : « Trois frères, MM. L...,
habitant l'île de Ré, ont épousé les trois sœurs, les demoiselles
D..., leurs cousines germaines. De ces trois mariages sont nés
18 enfants, ainsi répartis :

$$1^{er}\ \text{mariage}............\ 5\ \text{enfants.}$$
$$2^e\ \text{mariage}............\ 5\ \text{enfants.}$$
$$3^e\ \text{mariage}............\ 6\ \text{enfan..}$$

Voici les détails sur chacun des enfants.

Premier mariage.

Le n° 1, du sexe masculin, est mort à dix mois, de convulsions.
Le n° 2, du sexe féminin, est scrofuleux.
Le n° 3, du sexe féminin, est mort à huit mois, de convulsions.
Le n° 4, du sexe féminin, a la parole embarrassée.
Le n° 5, du sexe masculin, est scrofuleux et, en outre, atteint
d'aliénation mentale.

Deuxième mariage.

Le n° 1, du sexe masculin, est scrofuleux, maniaque et pro-
nonce difficilement.
Le n° 2, du sexe féminin, a une prononciation lente.
Le n° 3, du sexe masculin, est scrofuleux et sourd-muet;
marié à une étrangère, il a deux enfants bien portants qui
parlent.
Le n° 4, du sexe masculin, est sourd-muet.
Le n° 5, du sexe féminin, n'a pas d'infirmités.

Troisième mariage.

Le n° 1, né avant terme, était mort en naissant.
Le n° 2, du sexe masculin, est sourd-muet ; marié à une
étrangère, il a un enfant qui parle.

Le n° 3, du sexe masculin, scrofuleux, hydrocéphale, est mort à trois ans.

Le n° 4, du sexe féminin, scrofuleux, n'a parlé qu'à quatre ans.

Le n° 5, du sexe masculin, mort de convulsions à un an ; on croit qu'il n'entendait pas.

Le n° 6, du sexe masculin, est sourd-muet.

Le n° 7, du sexe masculin, scrofuleux, est mort à cinq ans.

Le n° 8, du sexe masculin, est mort de convulsions, à dix mois ; on croit qu'il n'entendait pas.

En somme, sur 18 enfants, on en a compté :

> 4 sourds-muets de naissance.
> 4 ayant une prononciation lente et difficile.
> 1 qui n'a parlé qu'à quatre ans.
> 1 hydrocéphale mort à trois ans.
> 2 aliénés.
> 1 avorton.
> 5 morts avant l'âge d'un an.

Mais on me fera cette objection, que l'observation de M. Pousin ne prouve que pour l'île de Ré. Sans doute. Je suis donc forcé de rechercher ailleurs si les alliances restreintes ne sont pas la cause de maladies. J'ouvre le *Voyage en Océanie*, du capitaine Dumont d'Urville, et plusieurs passages m'apprennent que partout où il existe une grande promiscuité la race s'abâtardit. Ainsi M. Jacquinot nous apprend que « les naturels de l'île Isabelle sont, en général, d'une taille moyenne et d'une constitution peu robuste » (1).

Hombron nous dit, au sujet des habitants de l'île Periadik : « Toutes ces femmes étaient petites, laides et disgracieuses..... La stature des hommes était moyenne ; leurs membres, assez sveltes chez les jeunes hommes, étaient maigres chez les vieillards ; chez ces derniers, on remarquait une décrépitude précoce

(1) Dumont d'Urville, *Voyage au pôle Sud et en Océanie*, note de Jacquinot, vol. V, p. 297.

qui se trahissait par de profondes rides et la rareté des cheveux..... La physionomie des naturels, en général, était repous-
sante. (1) »

Voici ce que M. Duroch nous apprend sur l'île Gouham : « Fati-
gué de ne voir que des peaux squameuses (à Umata), je pris
le parti de me rendre dans la capitale de l'île (Agagna). Nous
eûmes le plaisir de constater que l'affreuse maladie qui défigu-
rait les habitants d'Umata ne régnait point dans la capitale. (2) »

Toujours dans le cinquième volume du *Voyage en Océanie*, de
Dumont d'Urville, nous lisons ce récit de M. Desgraz : « Je ne
sais où j'avais lu que la population d'Amboine était renommée
dans tout l'archipel des Moluques par la beauté de ses formes,
et, sur la foi du récit imprimé, je m'attendais à voir une assez
belle race d'hommes ; mais il a suffi d'un coup d'œil pour me
désabuser. Les Amboinais sont chétifs, de petite taille, et portent
une affreuse physionomie. Je n'en ai pas vu un seul mesurant
cinq pieds cinq pouces ; les femmes sont encore plus laides ; ce
sont de véritables avortons, types de difformité. Je ne parle ici
que de la généralité. Il existe nécessairement quelques exceptions ; j'en ai rencontré quelques-unes ; mais, presque toujours,
elles avaient du sang européen mélangé dans leurs veines, ou
elles provenaient de Java. Toute cette population porte les traces
d'une décrépitude précoce. Dans ce climat ardent, elle atteint
promptement l'âge adulte, mais elle décline aussi très-vite. A
douze ans, les femmes sont mères et quelquefois plus tôt. Cette
grande précocité paraît influer sur la race qu'elle énerve ; et ce
qui semble le prouver, c'est qu'à l'âge de quatorze ans environ,
les hommes présentent ordinairement des formes rondes, moel-
leuses et charnues. Les muscles ne s'y dessinent pas fortement,
il est vrai, mais ce n'est peut-être pas une condition indispensable pour la vigueur corporelle : car nous avons vu les Tongas,
hommes très-vigoureux, présenter une disposition à peu près
semblable. Cette apparence d'embonpoint règne jusqu'à vingt

(1) Dumont d'Urville, note d'Hombron, vol. V, p. 312.
(2) Dumont d'Urville, note de Duroch, vol. V, p. 328, 335.

ans, puis elle décline rapidement jusqu'à trente ans, époque à laquelle un Malais est vieux, pour peu qu'il ait usé de l'existence comme en usent les Amboinais (1). »

Hombron a fait les mêmes observations : « Nous avons vu à Ternate, où les douceurs de la vie sociale paraissent être plus répandues qu'à Amboine, plusieurs femmes véritablement assez agréables (j'éloigne ici le souvenir des métis). — Les Malais ne sont non plus remarquables par leur taille et les formes de leur corps : leur stature est moyenne; mais soit grands, soit petits, ils sont maigres. Les exceptions offrent sans doute des individus forts et musclés; mais ce développement est presque toujours borné aux bras et aux épaules; le reste de leur personne n'est nullement proportionné. Leurs poses et leurs gestes sont doués de grâces naturelles; leurs extrémités pelviennes sont grêles, défaut auquel le plus grand nombre des Océaniens de l'est ont aussi une grande tendance (2). »

Toutes ces observations ne démontrent-elles pas que la promiscuité est une des causes les plus puissantes de l'abâtardissement et des maladies chez presque tous les insulaires de l'Océanie? Les documents que nous avons trouvés dans le livre du capitaine Dumont d'Urville vont être complétés par Lesson, qui entreprit le voyage autour du monde sur la corvette *la Coquille*. Ainsi au sujet des Taïtiens, Lesson écrit : « Notre opinion ne coïncidera pas toujours avec celle qui est généralement répandue. » Et quelques lignes plus loin : « D'ailleurs, on observe dans la caste privilégiée quelques hommes contrefaits et très-basanés... Nous avons vu la plus grande partie du beau sexe de Taïti et nous pouvons affirmer sans crainte que dans toute l'île, à peine trouverait-on une trentaine de figures passables... Toutes les femmes âgées sont dégoûtantes par une flaccidité générale, qui est d'autant plus grande qu'elle succède ordinairement à un embonpoint considérable. » Quelques pages plus loin, Lesson ajoute : « D'où peut provenir ce grand nombre

(1) Dumont d'Urville, *Voyage en Océanie*, vol. V, note de Desgraz, p. 393.
(2) *Id.*, *ibid.*, vol. V, note d'Hombron, p. 413.

de bossus qu'on rencontre de toutes parts à Barabora, à Taïti et dans toutes les îles de la Société (1) ? »

A la page 184 du même volume, Lesson nous apprend « que dans l'île de Barabora il rencontra très-communément ces févés ou cas d'éléphantiasis qui défigurent par leur masse informe les membres des naturels ; quelques vieillards espérant arrêter les progrès de cette disgracieuse et funeste affection s'étaient fortement ficelé les jambes dans le but de mettre des bornes à la tuméfaction. »

« A Taïti et à Barabora, toujours suivant Lesson, les exemples de longévité sont très-rares (2). »

« La race qui habite Taïti et Barabora est composée d'hommes bien faits, dont les formes sont dessinées avec régularité ; et cependant on trouve parmi eux un grand nombre de bossus. En assistant à la grande assemblée qui se tient annuellement à Papaoa, dans le district de Pavi, nous y observâmes plusieurs albinos, dont la teinte d'un blanc fade, les cheveux blonds-rouges relevaient mal des traits empreints d'idiotisme.

» Presque tous les jeunes gens ont la figure et le corps couverts de boutons, signe le moins infaillible de l'effervescence de leur sang. Il en était de même des filles, et les deux sexes présentaient fréquemment des furoncles ou de larges plaques dartreuses sur le corps. Beaucoup d'enfants ont des scrofules ou les adolescents en portent les stigmates (3). »

« Les habitants de Rotonma sont grands et bien faits. »

Ils sont beaux et vigoureux, mais chez eux il n'y a pas de promiscuité et ils livrent volontiers leurs femmes aux étrangers...

« Les femmes, d'ailleurs, ne sont point esclaves ; mais elles sont, au contraire, aimées et respectées ; ainsi liés, si la femme commet quelque infidélité, la mort que le chef lui donne d'un coup de casse-tête, venge l'honneur du mari, et l'homme avec

(1) Lesson, *Voyage autour du monde sur la* Coquille, vol. II, p. 106, 109.

(2) *Id.*, *ibid.*, p. 208.

(3) Lesson, *op. cit.*, vol. II, p. 209.

lequel elle s'est rendue coupable est lancé en pleine mer, dans une frêle pirogue (1). »

Dans un rapport adressé au ministre de l'intérieur en 1861, M. de Watteville a trouvé que le nombre des sourds-muets variait en France suivant les contrées, c'est ainsi qu'il a trouvé que sur 22 départements de montagnes, il y avait un sourd-muet sur 1158 habitants, et sur 25 départements de plaines et de cultures, il y avait un sourd-muet sur 2285 habitants (2). Il y a donc moitié plus de sourds-muets dans les montagnes que dans les plaines. La raison en est facile à donner ; c'est que dans les pays de montagnes, les habitants n'ont, pour ainsi dire, aucune relation extérieure ; dans certaines contrées même, ils restent attachés au sol qui les a vus naître ; ils ne le quittent jamais. Dans ces conditions, les alliances sont très-restreintes et les malheurs de la consanguinité très-nombreux.

J'espère avoir prouvé que partout et dans toutes les conditions où les alliances sont restreintes, la consanguinité exerce de plus grands ravages. Je ne doute pas de l'existence d'un nombre de faits plus imposant : mais j'ai pensé qu'il n'était utile de donner que les plus saillants pour bien faire ressortir toute la force de l'opinion que je soutiens.

CHAPITRE VII.

Prophylaxie des maladies causées par la consanguinité.

La consanguinité produit de nombreuses maladies, comme nous venons de le prouver. Mais ce n'est pas le seul résultat de sa funeste influence, puisque chaque année elle fait exempter par les conseils de révision un nombre assez grand d'individus

(1) Lesson, *op. cit.*, vol. IV, p. 99 et 111.

(2) Le baron de Watteville, *Rapport au ministre de l'intérieur sur les sourds-muets, les aveugles et les établissements consacrés à leur éducation*, p. 9.

reconnus ineptes au service, soit à cause de surdi-mutité ou de
cécité congénitale, soit à cause d'épilepsie, d'idiotie ou d'aliénation mentale. Ainsi de 1851 à 1853, M. Boudin nous apprend dans
son *Traité de géographie et de statistique médicales*, t. II,
p. 499 et 711, qu'il y a eu en France 6627 exemptions pour
épilepsie, et 12 304 pour surdité ou mutisme. Sur ces 19 000
infirmes on admettra bien que la moitié devait ses infirmités à
la consanguinité; c'est donc 8500 infirmes remplacés par autant d'hommes valides. Or, si la consanguinité ne les avait pas
fait naître, les hommes valides partis à leur place seraient restés
dans leurs foyers.

Pour faire cesser cet état de choses, pour empêcher les maladies que la consanguinité produit, pour empêcher des hommes
valides de servir sous les drapeaux à la place d'individus
qu'exonère la consanguinité, il n'y a qu'une seule mesure
à prendre, c'est l'interdiction des unions consanguines. Il est
utile que la loi intervienne. Pourquoi la France resterait-elle
sur ce point en arrière de la Chine qui, déjà depuis longtemps,
a interdit les mariages consanguins? (1) Pourquoi la France,
qui est à la tête de toutes les grandes impulsions, ne serait-elle
pas la première à donner l'exemple à l'Europe sur une question
qui intéresse les familles et la société à plus d'un titre important? Nous nous associons de tout cœur aux nobles pensées que
M. Chazarain a exprimées d'une manière si précise dans le
passage suivant : « Puisque les mariages entre parents ont le
triste privilége d'affliger les malheureux enfants qui en proviennent de l'infirmité la plus grave, il nous est permis de considérer ces mariages comme une infraction à l'hygiène publique,
et notre devoir nous commande de les signaler à la surveillance
du législateur. Quand on songe que la loi punit tout acte
ayant pour objet de rendre, même temporairement, impropre

(1) M. Morel (*Annales des sourds-muets et des aveugles*, t. V, p. 148), nous dit
que M. Brown, qui a résidé pendant plusieurs années en Chine, affirme n'y avoir pas
vu un seul sourd-muet et n'avoir entendu parler que d'un seul de ces infirmes
pendant son séjour dans le Céleste Empire.

au travail un membre de la société, on ne comprend pas qu'elle autorise des alliances dont les produits, nés avec le germe de toutes sortes de maladies, souvent incapables de subvenir à leurs propres besoins, isolés au sein même de la société, n'ont devant eux que la triste perspective d'une vie pleine d'amertumes, de misère et de privations. Comment se fait-il qu'ayant pris en main avec tant de sollicitude les intérêts des enfants (car c'est surtout en vue des enfants que le Code civil prononce l'indissolubilité du mariage), elle ne se soit pas occupée, avant toutes choses, de leur assurer le premier des biens, c'est-à-dire la santé? Elle a craint sans doute de porter atteinte à la plus pure, à la plus utile des conquêtes de la civilisation moderne, la liberté individuelle; mais elle a confondu dans un même respect, l'exercice intelligent et légitime avec l'abus de cette liberté. Quelque précieuse que soit à nos yeux une telle prérogative, nous ne pouvons admettre que, sous le faux prétexte de ne pas y porter atteinte, la loi ait le droit de lui sacrifier la santé, le bonheur, et l'on pourrait dire l'existence d'une partie de l'humanité, parce que, selon l'expression du docteur Devay, elle est encore invisible sur la route de la création. La Chine, dont nous jugeons la civilisation avec tant de dédain, parce que nous ne la connaissons pas, a mieux compris les véritables droits des générations à venir. Sa législation, relative au mariage, fondée sur une connaissance profonde des lois de la vie, témoigne hautement qu'elles sont l'objet de toute sa sollicitude, et qu'en prohibant les mariages non-seulement entre parents, mais encore entre individus qui, sans être issus d'une commune origine, portent le même nom, elle a voulu épargner aux familles les redoutables malheurs qu'apporte fatalement le défaut de croisement des races. Sans imiter l'excessive rigueur de la Chine, pourquoi notre législation ne profiterait-elle pas des enseignements de l'Église catholique? Pourquoi n'adopterait-elle pas les sages prohibitions qu'elle a établies et maintenues, tant que la loi religieuse n'a pas été dominée par la loi civile? Les victimes des unions consanguines sont assez nombreuses malheureusement, pour que les gouvernements comprennent enfin qu'il est de leur devoir de mettre un terme à tant d'abus, et de faire inscrire dans leurs codes le fait de la consanguinité comme une cause d'empêchement au mariage. Les intérêts de l'État, aussi bien que ceux plus sacrés de l'humanité, réclament impérieusement cette réforme. Car, qu'on ne s'y trompe pas, le nombre des infirmes de toutes sortes, qui, chaque année, sont soumis à l'examen des conseils de révision, est considérable : les sourds-muets seuls figuraient, en 1831, pour 483 dans cette liste (1); et nous savons maintenant quelle est la véritable influence de la consanguinité sur la production des diverses formes de dégradation organique, et en particulier sur l'ouïe. M. Devay, arrêté par des scrupules que nous respectons, sans vouloir les adopter, hésite à réclamer une répression légale des alliances entre parents, tout en reconnaissant la nécessité d'une telle mesure. Il voit dans l'intervention du législateur une atteinte portée à la liberté individuelle, et pour éviter les difficultés éventuelles de cette intervention, il aime mieux agir par la persuasion, éclairer la raison de tous sur leurs véritables intérêts, signaler le danger. Il faut, en un mot, ajoute-t-il, agir sur l'opinion publique, de manière que celle-ci amène à la longue une réprobation universelle de la consanguinité dans le mariage. Certes, si le corps médical tout entier, bien pénétré de tous les dangers des mariages entre consanguins au point de vue sanitaire, organisait une croisade contre cette violation des lois de la physiologie, et, par conséquent de la nature, la juste influence dont il jouit auprès de la famille pourrait peut-être prévenir bien des maux et rendre ainsi l'intervention légale inutile. Peut-être que la famille, mieux éclairée sur ses véritables intérêts, se placerait d'elle-même sous la juridiction des lois de la propagation ; peut-être ne laisserait-elle plus à des considérations de fortune ou d'ambition le soin de présider despotiquement au mariage, et verrait-elle enfin que le bonheur ou le bien-être qui en rejaillit sur les races futures ne les em-

---

(1) Dans ce chiffre, M. Boudin comprend les sourds, les muets et les sourds-muets.

pêchent nullement de languir, de souffrir, de se consumer et de maudire en finissant les nœuds intéressés qui ont fait leur malheur » (1). Je ne crois pas qu'il soit possible de plaider plus éloquemment la cause de l'humanité. Les faits qu'a indiqués M. Chazarain sont aussi un éloquent plaidoyer pour la cause que je défends.

D'ailleurs, ne faut-il pas que la consanguinité fasse, dans certaines localités, de grands ravages, pour que plusieurs conseils généraux, celui du Rhône entre autres (session de 1860), aient déjà exprimé le vœu que nous formons aujourd'hui : la prohibition formelle des mariages consanguins.

———

REMARQUES RÉTROSPECTIVES.

Coup d'œil sur les lois anciennes et modernes en matière d'alliances. Tolérance des lois chez divers peuples de l'antiquité. Leur rigueur chez les Romains. Des empêchements de parenté au point de vue du mariage.

L'étude des lois anciennes sur le mariage présente beaucoup d'intérêt. Dans l'antiquité, presque tous les peuples permettaient le mariage même dans la ligne directe. Les Perses, les Mèdes, les Indiens et les Éthiopiens, dit saint Jérôme, épousaient non-seulement leurs filles et leurs nièces, mais encore leurs mères. « Persæ, Medi, Indi et Ethiopes cum matribus et magis cum » filiabus et neptibus copulantur (2). »

Les habitants de la Bactriane épousaient leurs mères. Quinte-Curce nous apprend que le satrape Sysimithres avait épousé sa mère, et qu'il en avait eu deux filles... « Satrapes erat Sysimi-» thres, duobus ex sua matre filiis genitis, quippe apud eos

---

(1) Chazarain, *Du mariage entre consanguins considéré comme cause de dégénérescence organique et particulièrement de surdi-mutité congénitale*, thèse. Montpellier 1859.

(2) Saint Jérôme, *Ad Jovianum*, I, XI.

«(Bactrianos) parentibus stupro coire fas est cum liberis (1).» Plus loin, le même auteur ajoute, toujours en parlant de Sysimithres :... « Mater eademque conjux (2). »

Chez les Phéniciens et les Cariens, les mariages entre frères et sœurs étaient autorisés. Selon Strabon, Artémise était sœur de Mausole, son époux. Chez les Scythes, le père pouvait épouser sa fille. En Égypte, le frère épousait sa sœur. Osiris épousa sa sœur Isis.

A Athènes, la loi permettait à un frère d'épouser sa sœur consanguine et non sa sœur utérine, de peur qu'il n'héritât de son père et du mari de sa mère. On en trouve la preuve à la fin de la *Vie de Thémistocle*, dans Plutarque : « Thémistocle eut de sa deuxième femme plusieurs filles, entre autres Mnésiptolème, mariée à Archeptolis, son frère, fils d'une autre mère (3). »

Suivant Térence, à Athènes, les orphelines devaient épouser leurs plus proches parents :

> « Lex est, ut orbæ qui sint genere proximi
> Eis nubant, et illos ducere eadem hæc lex jubet,
> Ego te cognatum dicam, et tibi scribam dicam.
> Paternum amicum me assimilabo virginis ;
> Ad judices veniemus : qui fuerit pater,
> Quæ mater, qui cognata sit, omnia hæc.
> Confingam... » (4).

A Sparte, Lycurgue permettait au frère d'épouser sa sœur utérine, et non sa sœur consanguine.

Les Arabes épousaient leurs mères. Mahomet leur a interdit ces mariages : « N'épousez pas les femmes qui ont été les épouses de vos pères ; c'est un crime (5). »

Et dans le verset suivant, Mahomet dit : « Il ne vous est pas permis d'épouser vos mères, vos filles, vos sœurs, vos tantes,

---

(1) Quinte-Curce, lib. VIII, cap. IX.

(2) Quinte-Curce, lib. VIII, cap X.

(3) Plutarque, *Vie de Thémistocle*, à la fin, vol. II, traduct. Ricard, p. 219.

(4) Térence, *Phormio*, acte I, scène IV.

(5) *Le Coran*, ch. IV, v. 26, p. 83, traduct. Savary.

vos nièces, vos nourrices, vos sœurs de lait, vos grand'mères, les filles de vos femmes, dont vous avez la garde, à moins que vous n'ayez pas habité avec leurs mères (1). »

Les Huns épousaient leurs filles. Les anciens Germains et les anciens Danois se mariaient avec leurs sœurs.

A côté de ces peuples existaient les Hébreux, dont les lois sur le mariage étaient bien différentes. Moïse avait même imposé, sur ce point, des ordres sévères à son peuple. Dans le Lévitique, il consacre presque tout un chapitre à la prohibition formelle de l'inceste et des unions consanguines; c'est le chapitre XVIII.

« Omnis homo ad proximam sanguinis sui non accedet, ut revelet turpitudinem ejus.

» Turpitudinem patris tui et turpitudinem matris tuæ non discooperies : mater tua est, non revelabis turpitudinem ejus.

» Turpitudinem uxoris patris tui non discooperies; turpitudo enim patris tui est.

» Turpitudinem sororis tuæ ex patre, sive ex matre quæ domi vel foris genita est, non revelabis.

» Turpitudinem filiæ filii tui vel neptis ex filia non revelabis, quia turpitudo tua est.

» Turpitudinem filiæ uxoris patris tui, quam peperit patri tuo, et est soror tua, non revelabis.

» Turpitudinem sororis patris tui non discooperies, quia caro est patris tui.

» Turpitudinem sororis matris tuæ non revelabis eo quod caro sit matris tuæ.

» Turpitudinem patui tui non revelabis nec accedes ad uxorem ejus, quæ tibi affinitate conjungitur.

» Turpitudinem nurus tuæ non revelabis, quia uxor filii tui est, nec discooperies ignominiam ejus.

» Turpitudinem uxoris fratris tui non revelabis, quia turpitudo fratris tui est.

» Turpitudinem uxoris tuæ et filiæ ejus non revelabis. Filiam

(1) *Le Coran*, traduct. Savary; ch. IV; v. 27.

filii ejus, et filiam filiæ illius non sumes, ut reveles ignominiam ejus : quia caro illius sunt et talis coitus incestus est. »

Moïse maudissait ceux qui cohabitaient avec leurs sœurs : « Maledictus qui dormit cum sorore sua, filia patris sui vel ma-
» tris suæ (1).» Cet inceste était puni de mort... «Occidentur in
» conspectu populi (2). »

A Rome, la cohabitation de l'oncle avec la nièce était regardée comme un inceste. Cette loi était toujours en vigueur, et Tacite nous apprend que Claude, voulant épouser Agrippine, fille de son frère Germanicus, fit publier un sénatus-consulte qui autorisait les mariages entre oncles et nièces. « Senatum ingressus,
» decretum postulat, quo justæ inter patruos fratrumque filias
» nuptiæ etiam in posterum statuerentur (3). » Nerva tenta d'abolir ce sénatus-consulte, mais la loi resta de fait. Antonin le Pieux la fit revivre en épousant la fille de son frère. Malgré la sanction que deux empereurs avaient donnée à cette loi en épousant leur nièce, elle ne devait cependant pas survivre ; elle était couverte de discrédit, et Suétone nous apprend que Claude n'eut pas d'imitateurs : « Non repertis qui sequerentur exem-
» plum (4). »

Constance et Constantin défendirent, sous peine capitale, le mariage entre oncle et nièce : « Si quis filiam fratris sororisve
» faciendam crediderit abominanter uxorem capitalis sententiæ
» pœna teneatur (5). »

Dans les premiers temps de Rome, les mariages entre cousins germains n'étaient pas permis. Mais cette jurisprudence dura peu. Elle ne fut remise en vigueur qu'en 384, sous Théodose le Grand, qui défendit, sous peine capitale, les mariages entre cousins germains. Lors du partage de l'empire romain, Arcadius,

(1) Deuter., cap. XXVII, v. 22.
(2) Deuter., cap. XX, v. 17.
(3) Tacite, *Annal.*, lib. XII, § 7.
(4) Suétone, in *Claud.*
(5) L. I, *Cod. Theod.*, *De incest. nuptiarum.*

qui gouvernait l'Orient, abrogea la loi, tandis qu'Honorius, qui gouvernait l'Occident, la maintint; seulement il se réservait le droit de dispense.

Au commencement du christianisme, l'Église adopta ces lois, se les appropria en quelque sorte et voulut même dépasser les idées du souverain; c'est ainsi que se constituant autorité toute puissante, elle regarda comme incestueux tous les mariages contractés entre deux personnes liées par quelque parenté ou affinité connue. En 531, le concile de Tolède ordonna qu'aucun fidèle ne s'unît avec sa parente, tant que les traces de la parenté pussent se reconnaître.

En 721, le pape Grégoire II anathématisa ceux qui épouseraient leur parente ou la femme de leur parent. Ces anathèmes sont formulés dans les huitième et neuvième canons du concile de Rome : « VIII. Si quis consobrinam duxerit in conjugium, anathema sit. IX. Si quis de propria cognatione vel quam cognatus habuit, duxerit uxorem, anathema sit (1). »

En 741, le pape Zacharie répond à Pepin, maire du palais, qui le consultait sur cette question : « Les mariages sont défendus tant que la parenté peut se connaître... (dum usque sese cognoverit generatio). »

En 743, le même pape Zacharie défend qu'aucune personne épouse sa cousine, sa nièce, sa belle-mère, la femme de son frère ou même, en général, sa parente. Cette défense se trouve consignée dans le sixième canon du concile de Rome convoqué par le pape Zacharie : « Consobrinam, neptem, novercam, fratris uxorem, vel etiam de propria cognatione nullus præsumat in conjugio copulare (2). »

La prohibition ne fut pas toujours aussi rigoureuse ; ainsi le concile d'Epaône tenu en 517, sous Sigismond, roi de Bourgogne, se contenta de défendre les mariages entre parents jusqu'au degré des cousins issus de germains. Le canon 30 de

(1) *Sacrosancta concilia... studio Labbei et Gab. Cossartii soc. Jesu Presbyterorum*, édit. 1671, t. VI, p. 1457.

(2) Lab. *Sacrosancta concilia...*, t. VI, p. 5147.

ce concile dit : « Si quis consobrinæ sobrinæve societ, quod ut a præsenti tempore prohibemus, ita ea quæ sunt anterius instituta non solvimus. »

Pothier dit, dans son *Traité du mariage*, que cette prohibition, reconnue dans le concile de Clermont en 535, fut aussi admise par le troisième concile d'Orléans, tenu en 538 sous Childebert. Le concile de Tours, convoqué sous Cherebert en 567, et celui d'Auxerre, tenu en 578 sous Chilpéric, font la même défense (1).

Vers la même époque saint Augustin de Cantorbéry demandait conseil au pape sur les mariages, et le pape saint Grégoire, lui répondait qu'il pouvait permettre les mariages entre cousins issus de germains. Le pape usait ainsi d'une certaine tolérance pour des peuples considérés encore comme barbares. Voici la réponse du pape : « Il y a une loi romaine qui permet le mariage entre les enfants ou des deux frères ou des deux sœurs ou d'un frère et d'une sœur; mais nous avons appris par expérience qu'il ne naît jamais de postérité de ces mariages, et la loi sacrée défend de découvrir la nudité de ses parents. Il résulte de là que les fidèles peuvent s'unir dans la troisième ou la quatrième génération, car on doit s'abstenir de toute alliance dans la seconde dont nous avons parlé. » Et par la deuxième génération, il faut entendre les cousins germains, car précisément sous le pontificat de saint Grégoire, il s'introduisit une nouvelle manière de compter les degrés de parenté, nouvelle manière en vertu de laquelle les cousins germains n'étaient qu'au deuxième degré suivant la loi canonique, tandis qu'ils étaient au quatrième suivant la loi civile.

La prohibition des mariages entre cousins issus de germains reparaît dans le viie siècle. Le concile de Paris (615) anathématisa ces mariages incestueux. Le concile de Verberies, tenu en présence de Pepin le Bref (752), déclara nuls les mariages contractés au troisième degré, c'est-à-dire les mariages entre issus de germains. Le concile de Compiègne (757) confirma cette loi.

En 813, sous Charlemagne, la parenté au quatrième degré

____

(1) Pothier, *Traité du mariage*, partie VIII, chap. III, p. 139.

canonique, c'est-à-dire entre enfants issus de germains, fut déclarée empêchement dirimant du mariage par le concile de Mayence. Le canon 54 de ce concile dit : « Contradicimus quo- » que ut in quarta generatione nullus amplius conjugio copule- » tur, ubi autem interdictum factum fuerit separetur. »

Le concile de Worms, en 868, sous Charles le Chauve, approuve ce concile. Mais bientôt la loi canonique devait se montrer plus rigoureuse. En 874, une assemblée convoquée sous forme de concile, à Douzy, par Charles le Chauve et présidée par Hinemar, défendit les unions jusqu'au septième degré.

Après bien des luttes, on révisa encore cette jurisprudence; c'est le quatrième concile de Latran qui la changea en 1215; dès lors la parenté en ligne collatérale ne fut plus un empêchement dirimant que jusqu'au quatrième degré inclusivement.

Toute cette législature prouve quelle importance on attachait à la prohibition des unions consanguines. Sans doute, ces lois étaient dictées par un instinct de pudeur et par un sentiment de dignité humaine; mais une autre idée dirigeait le législateur; il savait que les unions consanguines étaient fatales au produit. Ainsi dans le Lévitique, Moïse dit formellement : « Qui » coierit cum uxore patrui vel avunculi sui et revelaverit igno- » miniam cognationis suæ portabunt ambo peccatum suum ; » absque liber morientur. » Cela ne veut pas dire que celui qui cohabitera avec sa tante mourra sans qu'on lui donne le temps d'avoir d'enfants, comme le veulent quelques traducteurs. Ce verset signifie que celui qui cohabitera avec sa tante mourra sans enfants. Dans le verset suivant, Moïse avertit ceux qui voudraient épouser leur belle-sœur : « Qui duxerit uxorem fratris » sui rem facit illicitam, turpitudinem fratris sui revelavit, « absque liberis erunt (1). »

Vers la fin du vi⁰ siècle, saint Grégoire dit, au sujet des unions consanguines : « Experimento didicimus ex tali conjugio » sobolem non posse succrescere. » D'après cette phrase de saint Grégoire, il n'est guère possible de nier qu'alors on attachât des

____

(1) Lévitique, v. 20 et 21 du chap. XX.

idées de malheur à ces sortes d'unions. Le législateur a donc été aussi dirigé, dans ses prohibitions sur les unions consangui- nes, par les résultats mauvais dont elles étaient la conséquence au point de vue du produit. Mais des faits isolés seuls pouvaient l'inspirer. Aussi cette législature sur les mariages a-t-elle subi bien des phases diverses. Et aujourd'hui, en France, il n'y a que la loi canonique qui n'ait pas changé depuis le concile de Latran. La loi civile reste en arrière ; elle permet encore les mariages entre cousins germains.

CHAPITRE VIII.

Des accouplements consanguins chez les animaux. Leurs bons effets sont loin d'être prouvés. Opinions des auteurs.

Dans ces derniers temps, on a beaucoup vanté les produits magnifiques obtenus des animaux par leurs accouplements con- sanguins. On admire le bœuf Durham et le mouton Dishley. Le cheval anglais passe pour le roi des chevaux. Mais il ne faut pas trop se hâter de trouver dans ces animaux des types perfec- tionnés.

Et, d'abord le cheval anglais tient-il ses qualités du seul *breeding in and in*, de la seule propagation en dedans? David Low nous apprend que son influence est limitée, et que c'est plutôt aux conditions dans lesquelles il est élevé qu'il doit sa réputation d'exceller à la course. « Dès sa plus tendre enfance, il est placé dans des conditions qu'on pourrait appeler artifi- cielles, sous le rapport de la nourriture et de l'exercice. Il est à peine séparé de sa mère qu'on le revêt de couvertures et on le place dans une écurie bien chauffée. Mis au régime d'une nour- riture sèche, et exercé selon les règles, on le conduit sur le ter- rain de l'hippodrome dès l'âge de trois ans et quelquefois plus tôt. On le maintient dans de bonnes conditions en lui donnant une nourriture sèche et nutritive, on le maintient dans une température élevée en chauffant l'écurie, en le tenant constamment enveloppé de couvertures et en ne l'exposant que rarement à l'air sans ce vêtement. Par ce système la sécrétion de la graisse est interrompue, les organes de la respiration sont dans un état continuel d'activité, et les fibres musculaires acquièrent une tension qui rend l'animal capable de déployer ses facultés au plus haut degré; ce que la chaleur et l'aridité du sol produisent chez le cheval arabe du désert, un régime artificiel le donne au cheval de course anglais (1). »

Ainsi ceux qui invoquent le perfectionnement du cheval anglais, en faveur du *breeding in and in*, se trompent, puisqu'il le doit plutôt à son éducation. Il ne doit qu'une seule chose à la propagation en dedans, c'est de ne pas résister aux fatigues. Il excelle à la course, mais s'épuise facilement. La campagne de Crimée l'a prouvé. M. Richard (du Cantal) nous dit qu'on écrivait de Crimée : « Les chevaux anglais fondent comme la neige au soleil (2). »

Quant aux bœufs Dishley et aux moutons longwoods que Bakewell a créés par le procédé de la propagation en dedans, je ne vois en eux que des monstres. Ces masses informes peuvent avoir beaucoup de valeur à cause de la grande quantité de viande qu'elles fournissent, mais cette viande a-t-elle réellement les qualités du bœuf et du mouton normal? Je ne le crois pas. Ce ne serait donc pas alors un perfectionnement si remarquable; mais, en supposant que ce perfectionnement existe, je demande s'il autorise à dire que la production de tels monstres milite en faveur des accouplements consanguins. Pour qu'on pût invoquer l'accouplement consanguin comme favorable, il faudrait que ces énormes animaux gardassent une proportion limitée dans leurs formes, et fussent doués d'une vigueur qui indiquât réellement un perfectionnement.

---

(1) David Low, *Hist. natur. agric. des animaux domestiques*, LE CHEVAL, p. 55.

(2) Richard (du Cantal), *Étude du cheval*. Paris, 1853, p. 432.

Au point de vue physiologique, est-ce un bœuf perfectionné
« que ce bœuf à grand corps cylindrique, à la tête petite, au
cou mince et court, à extrémités grêles et très-peu élevées, à
squelette réduit de moitié dans l'épaisseur des os, et qui présente, en outre, des épaules petites, mais un développement
proportionnel très-remarquable des parties musculeuses qui ont
la plus grande valeur commerciale et qui sont les plus appréciées
des gourmets, tels que les muscles lombaires, les psoas et les
quartiers de derrière » (1).

J'en dirai autant des porcs énormes obtenus par le même procédé. Ce sont des animaux modèles par leur volume, que le physiologiste ne saurait considérer comme perfectionnée.

Sans doute, M. Gilbert W. Child a fourni quelques preuves en
faveur des accouplements consanguins. C'est ainsi qu'il nous
parle des célèbres taureaux Comet, Favorite et sir Samuel dont
la généalogie était incestueuse. Mais un fait isolé ne peut rien
prouver; tous les accouplements consanguins ne donnent pas de
mauvais produits. S'il en était ainsi, le problème serait résolu.

M. Baudoin cite aussi, comme preuve en faveur de la consanguinité, un troupeau de 300 moutons, d'origine saxonne, qu'un
propriétaire de la Côte-d'Or a formé en 1840, et qui prospère
toujours, mais grâce au choix des reproducteurs et au détriment
de la fécondité. Ce fait isolé ne peut rien prouver, surtout d'après
la restriction qu'apporte M. Baudoin.

M. Sanson, le 5 juin 1862, à la Société d'anthropologie, est
venu parler en faveur des alliances consanguines; il cite plusieurs faits à l'appui de son opinion; mais les faits que M. Sanson nous cite ne détruisent pas les faits contraires. Et de plus.
M. Sanson dit qu'il est en droit de conclure que, si la consanguinité est bonne chez les animaux, elle est également bonne
chez l'homme. Je laisse à M. Gourdon le soin de répondre à
M. Sanson. Cette réponse me paraît convaincante.

M. Gourdon a adressé à l'Académie des sciences, dans sa
séance du 11 août 1862, la communication suivante, qui pré-

(1) David-Low, *Hist. natur. agric. des animaux domestiques*, LE BŒUF, p. 148.

sente d'autant plus d'intérêt, qu'elle donne une réfutation très-concluante de l'opinion de MM. Sanson et Baudoin : « Les recherches récentes de M. le docteur Baudoin sur les mariages consanguins ont soulevé une question de zootechnie pratique d'une haute importance, et sur laquelle des opinions tout opposées ont été émises. Les uns, s'associant aux vues du savant statisticien qui a entrepris par le seul langage des faits de démontrer les inconvénients et les dangers de la consanguinité, condamnent en principe l'emploi chez les animaux de ce mode de reproduction. D'autres, au contraire, considérant les résultats avantageux à certains égards fournis chez les diverses races domestiques par les alliances entre parents, ont conclu à l'unanimité absolue de cette pratique, non-seulement chez les animaux, mais encore, par voie de déduction, dans l'espèce humaine.

» Cette dernière doctrine établit entre l'homme et les animaux une assimilation qui manque d'exactitude.

» Nous n'apprendrons rien à personne en rappelant que le mot *amélioration* a une signification toute différente suivant qu'on l'applique à l'homme ou aux animaux ; que ce mot représente chez ceux-ci, non comme dans notre espèce, l'accroissement des puissances organiques qui concourent à entretenir la santé et la vie, mais bien le développement au plus haut degré des formes et des aptitudes les mieux appropriées à la destination de l'animal considéré comme machine de produit ou de travail, dût ce développement être obtenu aux dépens de la constitution du sujet et de la durée de son existence.

» Ces facultés nouvelles que nos besoins nous font rechercher varient suivant les espèces. Tantôt, comme chez les races de produit, c'est la précocité, la prédominance du système musculaire, l'aptitude à l'engraissement ou une lactation abondante ou encore la production d'une laine fine et soyeuse ; tantôt comme chez le cheval de pur sang, c'est une vitesse d'allure excessive ; toutes choses assurément utiles à un point de vue donné, mais qui, physiologiquement parlant, n'en constituent pas moins de véritables anomalies. Ces belles races anglaises, le bœuf Durham, le mouton Dishley, le porc New Leicester, pour ne citer que les plus célèbres, vrais chefs-d'œuvre de l'industrie humaine qui font l'admiration du monde entier et la fortune de leurs propriétaires, sont, en définitive, de véritables monstruosités constituées contrairement à toutes les lois de l'hygiène dans l'acception rigoureuse du mot. Que voit-on, en effet, chez ces animaux? Des formes naturelles détruites, un développement contre nature du système adipeux, une rapidité de croissance qui rapproche d'autant le terme de la vie, une fécondité moindre, une prédisposition plus grande aux affections cachectiques, etc.

» Or, si tels sont les produits de la consanguinité, il n'y a pas lieu, tant s'en faut, d'en rien conclure contre l'influence pernicieuse justement attribuée à ce mode de reproduction.

» Il ne faut pas, d'ailleurs, exagérer le rôle de la consanguinité. D'abord, elle ne concourt pas seule au perfectionnement des races domestiques. Il est d'autres moyens encore consacrés par la pratique et par la science pour donner aux animaux les qualités requises : tels sont la castration, la stabulation permanente, l'alimention forcée, l'entraînement, à l'aide desquels on peut aussi modifier plus ou moins les facultés natives des individus pour les diriger vers un but déterminé, sans que pour cela, remarquons-le en passant, on ait jamais conclu de l'efficacité de ces pratiques comme moyen d'amélioration des races animales à leur innocuité dans l'espèce humaine.

» On doit considérer, en second lieu, que la consanguinité n'a par elle-même, sur le perfectionnement artificiel des espèces normales, aucune influence propre. Elle n'est qu'une circonstance accessoire de la seule encore mise en jeu, la puissance héréditaire. Ce que recherche l'éleveur en unissant des parents, ce n'est pas la parenté elle-même, c'est une certitude plus grande de l'existence des aptitudes, des caractères qu'il a intérêt à perpétuer, et qu'il ne peut trouver réunis à un plus haut degré que chez des sujets issus du type même qui les a primitivement offerts. La méthode *in and in* n'a pas d'autre but. Comprise de la sorte, la consanguinité est, pour l'éducateur, une ressource précieuse. Elle constitue un procédé aussi long qu'efficace pour fixer des formes nouvelles, des facultés exceptionnelles. C'est la puissance d'hérédité doublée, en quelque sorte, en vue d'un résultat spécial calculé et arrêté d'avance.

» Par tout cela, on peut apprécier quel est le rôle véritable de la consanguinité dans la reproduction et l'amélioration des espèces animales domestiques. Elle convient quand on n'a qu'un très-petit nombre de sujets propres à assurer la conservation des caractères que l'on désire fixer. C'est une ressource pour suppléer à l'absence de reproducteurs de choix, et pour tirer le meilleur parti possible des types exceptionnels que l'on rencontre; c'est, en un mot, l'élément essentiel du métissage pour la création de races nouvelles. Mais il faut se garder d'en faire un système général de reproduction, qui serait une cause rapide de dépérissement et de décadence pour toutes les races, ainsi que l'ont reconnu les auteurs les plus compétents.

» En résumé, la consanguinité n'est nullement, comme on l'avance par une interprétation forcée de ce qui se passe chez les animaux domestiques, une pratique favorable en elle-même, ou tout au moins sans danger. Loin de là, elle est, pour toutes les espèces, une cause d'abâtardissement et de déchéance. Il est quelquefois utile d'y recourir comme à un mal nécessaire, que l'on subit en vue d'un intérêt supérieur. Mais cela n'atténue en rien ses inconvénients, auxquels on remédie en faisant cesser les unions aussitôt que ne s'en fait pas sentir la nécessité absolue. »

Sur cette question, l'autorité de **M. Gourdon** est grande; aussi avons-nous tenu à reproduire complétement la note intéressante qu'il a envoyée à l'Académie des sciences.

Les idées de **M. Godron** sont les mêmes, elles se trouvent exprimées d'une manière précise dans le passage suivant d'un livre sur l'espèce et les races dans les êtres organisés : « C'est en procédant d'une manière analogue à celle qui a été suivie pour obtenir le cheval de course, mais en unissant souvent les animaux de parenté la plus rapprochée, par exemple, les pères et mères avec leurs enfants, les frères avec les sœurs, que Bakwell est parvenu, non-seulement à conserver plus sûrement, mais aussi à développer les formes et les qualités désirées. Cette méthode, que les Anglais appellent propager la race en dedans, paraît être avantageuse pour fixer une variété qu'on regarde comme précieuse; mais elle ne doit pas être poussée trop loin, et il est bon de conserver deux ou trois lignées distinctes dans la race, afin d'éviter les accouplements nombreux à des degrés trop rapprochés de parenté; sans cette précaution, la race s'affaiblit et dégénère, comme le prouvent les expériences de l'éleveur Princeps (1). »

Les auteurs que je viens de citer ne sont pas les seuls à blâmer les accouplements consanguins chez les animaux. Ainsi Darwin, dans son livre remarquable, *De l'origine des espèces*, a écrit : « Les croisements jouent un rôle très-important dans la nature, en ce qu'ils conservent chez les individus de la même espèce ou de la même variété la pureté et l'uniformité typiques. Evidemment, ils agissent avec plus d'efficacité sur les animaux qui s'apparient pour chaque fécondation ; mais nous avons vu que des croisements ont accidentellement lieu chez tous les animaux et chez toutes les plantes ; et lors même qu'ils n'ont lieu qu'à de longs intervalles, les sujets qui en naissent y gagnent un tel accroissement de vigueur et de fécondité, comparativement à la postérité des individus non croisés, qu'ils ont toutes chances de survivre et de propager leur espèce au détriment de ces derniers. Par suite du cours longtemps continué des choses, cette influence des croisements, si rares qu'ils soient, doit avoir un effet puissant sur les progrès de l'espèce (2). »

Un des membres les plus distingués de la Société d'acclimatation, le docteur Ch. Aubé, attache au croisement chez les animaux une très-grande importance. Ce n'est pas un simple théoricien ; M. Aubé est un agriculteur consommé, et ses observations ont toujours été faites avec conscience et habileté. Aussi vais-je citer en entier une note que M. Aubé a lue à la Société d'acclimatation, dans sa séance du 6 février 1857 :

« Dans une des précédentes réunions de la Société, M. Guérin-

---

(1) Godron, *De l'espèce et des races dans les êtres organisés*, t. II, p. 37.
(2) Darwin, *De l'origine des espèces*, p. 145.

Méneville l'a entretenue des maladies qui accablent le ver à soie et des moyens qu'on pourrait mettre en pratique pour parer à un mal si préjudiciable à notre industrie. M. Guérin insiste avec beaucoup de raison sur les moyens préventifs qui ont une bien autre valeur que ceux qu'on peut considérer comme curatifs. Prévenir est plus rationnel que guérir. Je regrette cependant que notre habile collègue, qui a étudié avec tant de soins les questions qui se rattachent à toutes les branches de la sériciculture, ait négligé de signaler un procédé que j'ai indiqué il y a plus de deux ans, et qui a été d'un autre côté, spontanément je crois, mis en pratique par des éleveurs italiens, je veux parler du croisement des races ; non que je veuille revendiquer le mérite d'en avoir eu la première idée, puisque si j'ai parlé le premier, d'autres ont probablement agi avant la publication de ma note. Je ne pense pas non plus voir dans ce moyen un remède infaillible contre toutes les affections qui peuvent atteindre le ver à soie, mais je crois fermement qu'en en faisant une application judicieuse, on devra rendre cet insecte plus vigoureux et plus apte à résister aux influences fâcheuses.

» En indiquant le croisement comme pouvant contribuer à soustraire les vers à soie à la destruction qui paraît les menacer, ce n'est pas une application restreinte que je propose, c'est un grand principe que je défends ; et ce sujet, je demande la permission d'entrer plus avant dans la question, de l'examiner d'une manière générale et de signaler les désastres résultant des infractions aux lois immuables de la nature, qui défendent impérieusement les alliances successives entre parents sous menace de destruction complète. Le but de cette note n'est pas de donner un traité de la matière ; je n'ai pas étudié, j'ai regardé ; je n'ai pas cherché les faits, je les ai rencontrés ; je viens naïvement raconter ce que j'ai vu.

» Lorsque les animaux, l'homme compris, abandonnés à eux-mêmes dans les conditions de séquestration restreinte, sont obligés, pour répondre au but de la nature, de s'unir entre parents, il en résulte toujours pour les produits des altérations plus ou moins profondes : chez les mammifères, disposition à la cachexie ganglionnaire et tuberculeuse, aux hydatides du foie, etc. ; chez les autres animaux, diminution dans la taille, altération dans les formes, état maladif et souvent stérilité complète. Mais ce qui est digne de fixer notre attention, c'est la tendance bien marquée à la dégénérescence albine qu'on observe dans ce cas et surtout chez les animaux à sang chaud.

» Cette altération, fréquente dans certaines espèces, ne se produit que difficilement chez d'autres; quelques-unes enfin semblent y échapper tout à fait, si l'on ne veut voir d'albinos que là où toute couleur a disparu et où même la matière colorante de l'œil fait défaut. Quant à moi, j'envisage la question sous un point de vue plus large, et je tiens pour albinos, ou au moins en voie d'albinisation, une grande partie de nos races blanches dont les types, dans la nature, sont toujours colorés. Ce qui donne quelque force à ma manière de voir, c'est que toutes ces races sont plus petites, plus chétives et d'une éducation plus difficile. Nos volailles blanches, poules, dindons et canards, n'arrivent jamais à l'état adulte dans les mêmes proportions numériques que nos volailles aux brillantes couleurs. J'ai vu beaucoup de ces sujets albins et tous provenaient d'unions successives entre proches parents. J'ai même produit, à ma volonté, des albinos et cela à la quatrième ou cinquième génération chez le lapin domestique, cette pauvre victime, qui se prête si docilement à toutes nos expériences d'histoire naturelle, de médecine et de physiologie.

» L'homme nous offre des exemples encore assez fréquents d'albinisme, et cette altération se rencontre surtout chez les peuplades peu nombreuses et à demi-sauvages, où les unions entre parents doivent être fréquentes. Nous l'observons également dans les pays civilisés et principalement dans les petits centres de population où certaines familles cherchent volontiers des alliances dans leur propre sein. J'ai été à même de voir trois albinos humains, deux nés de la même mère et dont l'origine paternelle est restée couverte d'un voile qu'il n'a pas été possible de soulever. Le troisième provenait d'un mariage entre cousins germains qui habitent une commune du département de l'Oise ; comme ses semblables, il était d'une bien chétive con-stitution et traîna sa triste existence jusque vers sa treizième année, époque à laquelle il mourut.

» Chez les animaux, nous trouvons des sujets albins dans nos parcs trop restreints et dans nos basses-cours, lorsque la repró-duction entièrement abandonnée à elle-même ne reçoit aucune direction. En 1848, j'ai vu, à la montre d'un restaurateur de Paris, exposés derrière les vitres, deux daims albinos provenant de la destruction du gibier faite, à cette époque, dans le parc du Raincy. Je ne crains pas d'attribuer l'état de ces animaux à la cause que je signale.

» Les lapins dans leurs cabanes, les furets dans leurs ton-neaux où nous les tenons ordinairement renfermés, passent très-vite à l'albinisme. Le dernier de ces animaux se présente même plus fréquemment sous ce dernier état que sous celui qu'il nous offre dans la nature, à tel point que Linné, et après lui Cuvier, en le décrivant le premier dans son *Systema naturæ*, et le second dans le règne animal, lui donnent pour caractères un pelage d'un blanc jaunâtre et des yeux roses ; tandis que tout nous porte à croire que notre furet n'est, en réalité, qu'un putois (*Mustela putorius*), depuis longtemps domestiqué.

» Les paons, faisans et pintades que nous avons seulement pour l'ornement de nos maisons de campagne et que nous ne possédons qu'en petit nombre, s'albinent aussi très-rapidement. Je possède actuellement chez moi des pintades à plumage mélangé de blanc, provenant d'une troisième génération seule-ment, et il est probable que si je n'apporte aucun remède à ce commencement d'altération en changeant les mâles, cet été, ou le suivant, m'offrira des albinos complets.

» Les souris et les rats blancs que nous montrent sur les places publiques les jongleurs et les charlatans proviennent d'éducations claustrales, et ont tous le même genre primitif d'origine ; je dis primitif, parce qu'ainsi que les lapins et quel-ques autres animaux arrivés à cet état, ils conservent encore la force de se reproduire.

» Comme je l'ai dit précédemment, le lapin est un des animaux mammifères qui se modifie avec le plus de rapidité; mais ce qu'on ne remarque pas sans étonnement, ce sont les changements de couleurs qui s'opèrent successivement dans son pelage avant qu'il soit arrivé à les perdre toutes. Ainsi lorsqu'on fait couvrir une femelle par un mâle de la même portée, les petits sont ou gris maculés de blanc, ou plus fréquemment encore d'un roux pâle, avec ou sans maculature; si l'on accouple deux individus provenant de cette union, on obtient des lapins noirs ou noirs et blancs; l'expérience poursuivie, la quatrième génération offre des sujets d'un gris ardoisé bleuâtre, résultant du mélange de poils blancs et de poils noirs; si enfin on réunit encore deux élèves de cette dernière portée, il est à peu près certain qu'il naîtra des albinos parfaits, c'est-à-dire entièrement blancs avec les yeux roses.

» La singularité du passage au blanc, par l'intermédiaire du noir, est un phénomène bien digne de remarque, et qui se présente d'une manière peut-être plus curieuse chez notre mouton. Lorsque, par négligence ou économie mal entendue, les béliers d'un troupeau n'ayant pas été changés, ont servi à la saillie de brebis issues d'eux-mêmes, ou qu'un jeune mâle conservé intentionnellement a dû couvrir ses sœurs, il naît souvent de ces alliances des agneaux d'un brun noir. Nous voyons ici le noir servir de passage du blanc naturel au blanc albin, car, tout en paraissant en contradiction avec moi-même, je ne puis voir dans nos belles races de moutons que des variétés fixées de l'espèce primitive, et que je pense être le mouflon d'Europe.

» La dégradation albine n'est pas renfermée dans le cercle de nos éducations particulières; elle se rencontre également dans la nature où, sans être fréquente, elle n'est cependant pas très-rare. A ce sujet, je crois avoir remarqué qu'elle affecte principalement les oiseaux, et surtout les espèces qui se cantonnent et quittent peu les lieux qui les ont vues naître : les perdrix dans nos champs cultivés, les choucas qui établissent leurs habitations dans les clochers des églises et les moineaux dans les villes et villages qu'ils habitent peu. En effet, j'ai eu l'occasion de voir trois perdrix, un choucas et deux moineaux entièrement blancs.

» Recherchons maintenant quelles sont les altérations que peuvent présenter les animaux à sang froid, non soumis au renouvellement du sang. Mes observations, quoique peu nombreuses, peuvent avoir cependant quelques résultats économiques. J'ai été à même, en ma qualité de propriétaire d'étangs et de pisciculteur praticien depuis plus de quinze ans, d'observer des faits qui démontrent jusqu'à l'évidence que la loi des croisements est universelle, et que toujours et partout elle doit être respectée, chaque fois que l'homme veut intervenir pour se procurer certains produits particuliers ou des produits en plus grand nombre que les conditions naturelles ne le permettent.

» Si dans un étang, d'une étendue déterminée et propre à la reproduction des carpes (prenons 2 hectares), on veut obtenir un grand nombre d'alevins (acceptons ici le chiffre de 15 000), un mâle seul et deux femelles, s'il ne leur arrive pas d'accident, suffiront amplement. Les carpillons qui en naîtront, ne pouvant rester plus de deux ou trois ans dans un aussi petit volume d'eau, devront, au bout de ce laps de temps, être retirés, placés ailleurs ou vendus ; ils sont alors superbes, d'une forme bien allongée, et d'un beau jaune brun doré. Supposons encore que, l'étang devenu libre, on veuille l'utiliser à la production de nouvel alevin, et qu'on suive les mêmes errements, en n'y mettant encore que trois de ces carpeaux de trois ans (c'est à cet âge qu'ils sont préférables), les produits seront plus plats, plus courts et moins colorés. Si enfin, poursuivant le même principe, on continue de prendre sur soi les reproducteurs dans les conditions numériques indiquées précédemment, les carpes deviennent blafardes, plates, raccourcies et stériles, avec les ovaires et les testicules presque entièrement atrophiés. Les marchands de poissons les disent brêmées, en raison de l'analogie de forme qu'elles offrent avec la brème ; dans le département de l'Oise, elles sont considérées comme appartenant à une espèce distincte, portant le nom de *carouges*, nom qui ne doit s'appliquer qu'au *Cyprinus carassius* L., avec lequel, il est vrai, ces carpes ont quelque point de ressemblance. Elles sont généralement rejetées comme poissons inférieurs.

» Si, dans ces conditions, la forme et la couleur ont subi des modifications fâcheuses, la chair n'a pas été plus épargnée ; elle est molle, fade, et n'offre jamais, chez les individus de quelques kilogrammes, cette belle teinte rose saumonné et le goût fin qui font le mérite des carpes de ce volume et de bonne nature. On a donc, par ce moyen, et en quelques années, complétement annihilé ses produits, et l'on se trouve contraint de chercher ailleurs d'autres types, dont l'origine est souvent inconnue, et qui peuvent déjà porter en eux un commencement d'altération.

» Si les altérations que je viens de signaler chez les carpes se rapprochent beaucoup de la dégénérescence albine, que faudra-t-il penser de celles que présentent ces magnifiques cyprins de la Chine, aux couleurs si vives et si brillantes, et qui, renfermés dans nos bassins, leur reproduction livrée à toutes les chances du hasard, deviennent entièrement blancs? Sont-ce là de véritables albinos? Je ne conserve aucun doute à cet égard.

» Je dois, pour compléter la série de mes observations, vous signaler encore ce qui se passe dans l'élevage des insectes, qu'en raison de mon goût pour l'histoire naturelle entomologique, j'ai dû pratiquer assez souvent. Si, après avoir trouvé une femelle fécondée d'un lépidoptère considéré comme rare, on veut élever les chenilles nées des œufs qu'elle aura pondus, les produits, si tous les soins qu'ils réclament leur ont été donnés, sont aussi beaux que ceux qu'on rencontre dans la nature. Élève-t-on les vers provenant de cette première éducation, on éprouve plus de difficultés pour en amener un certain nombre jusqu'au moment de leur transformation en chrysalides, et les papillons sont généralement plus petits et moins vivement colorés que leurs ascendants ; si enfin on obtient de ces derniers des accouplements et des œufs fécondés, l'élevage des chenilles est impossible ; ces vers meurent tous dans la crise des mues et des transformations. Ces faits ont été observés par tous les lépidoptérologistes, parmi lesquels je citerai M. Boisduval, si compétent en cette matière, et **M. Bélier de la Chavignerie**, président actuel de la Société entomologique de France, et qui, chaque année, élève un nombre considérable de chenilles.

» Quoique l'albinisme doive être généralement repoussé de nos éducations, il est cependant des cas exceptionnels où l'homme peut en tirer un grand parti pour obtenir un produit plus recherché ou d'un prix plus élevé ; mais dans le cas où les sujets doivent être conservés, il faut qu'il le dirige avec sagesse et sache l'arrêter à temps. Qui se refuserait à voir un albinos imparfait dans cette belle race de chèvres d'Angora, telle que nous l'a si bien dépeinte **M. Bourlier**, dans notre précédente séance ? Ce pauvre et chétif animal, nous offrant dans sa dégradation une toison si fine et si soyeuse, mérite bien de fixer notre attention, comme il a su fixer celle des peuples qui le possèdent. Ces peuples comprennent parfaitement qu'ils ont affaire à un animal en voie de dégénérescence, et que si l'on veut ne pas le perdre tout à fait, il faut pour ainsi dire le retremper de temps à autre, en faisant couvrir par des boucs angoras des chèvres à poils rudes et colorés, et prises en dehors du troupeau.

» Nous trouvons encore un exemple du parti qu'on peut tirer des animaux dégénérés dans ces éducations de volailles blanches pratiquées en grand par certains cultivateurs de la Brie, dans le but presque exclusif de les plumer deux fois, et souvent trois dans le cours d'une année, et d'en vendre les dépouilles à des prix qui dépassent souvent celui de l'animal vendu comme aliment ; il peut même être quelquefois nécessaire de provoquer l'albinisme, lorsque, pour se procurer un produit tout spécial, le sacrifice de l'animal est indispensable ; dans l'emploi, par exemple, de la peau du lapin blanc, soit comme fourrure, soit en en feutrant le poil pour la chapellerie.

» La dégénérescence albine n'est pas la seule altération qui puisse dériver du défaut de croisement chez les animaux, dont quelques-uns sont pour ainsi dire réfractaires à cette affection, du moins dans sa manifestation la plus complète ; ce qui pourrait trouver son explication dans le défaut de temps accordé aux générations qui se succèdent, et dont les dernières, devenues stériles, ne permettent pas de continuer l'observation. Je n'ai jamais vu de moutons avec les yeux roses ; peut-être faut-il l'attribuer à l'état de débilité qui doit chez eux précéder l'albinisme, et qui les fait livrer préventivement à la boucherie. Échappent-ils à cette cause de destruction, ils sont atteints de diverses affections qui les font rentrer dans la loi commune, telles que la phthisie pulmonaire, et l'altération qui porte le nom de *pourriture*, caractérisée surtout par la présence d'hydatides dans les lobes du foie. Les chèvres d'Angora en Asie Mineure, où elles sont cependant l'objet de soins tout particuliers, sont souvent affectées de pleuro-pneumonie, qui les fait périr, et qui est due tres-probablement à la présence de tubercules dans les poumons. J'ai été témoin, il y a quelques années, d'un fait relatif à la race canine, qui doit ici trouver sa place, et prouve une fois de plus l'importance du croisement. Un cultivateur avait reçu en cadeau une paire de magnifiques chiens couchants, griffons blancs, de très-haute taille, et à poils très-rudes ; ces chiens, mâle et femelle, provenant d'une même portée, étaient parfaits pour trouver, arrêter et rapporter le gibier ; ils joignaient à ces qualités une force de résistance telle, qu'ils étaient toujours prêts à suivre le maître. On comprend que, possesseur d'une race de chiens aussi précieuse, ce cultivateur ait voulu la reproduire et la répandre ; il fit donc couvrir la sœur par le frère ; les produits furent tout de suite modifiés : perte de taille, tête et train de derrière relativement plus forts que chez d'autres chiens de leur taille ; colonne vertébrale en arc de cercle, à convexité inférieure, forme dite *ensellée*, telles étaient déjà les altérations produites chez ces animaux ; ils avaient conservé leurs principales qualités, mais perdu leur aptitude à résister à la fatigue. A la troisième génération, soit qu'on eût allié le père à la fille, ou un frère à une sœur, je ne puis le dire, la race était perdue, les produits moururent jeunes.

» Je ne crains pas d'affirmer qu'au moyen de croisements bien entendus et successifs, on eût pu fixer cette belle race, comme ont été fixées beaucoup d'autres, le carlin par exemple, qui, lui aussi, a disparu, et peut-être par la même cause, à une époque où les besoins si impérieux de la mode, poussant à la reproduction rapide, firent négliger les conditions de conservation. Ce n'est pas, du reste, que cette race soit en quoi que ce soit regrettable.

» Que conclure de ce qui précède, si ce n'est que, sans croisement, aucun animal ne peut résister ; il faut qu'il disparaisse ; il faut que de l'alliance successive entre proches parents, découle l'albinisme, qui peut-être même n'a pas d'autre cause ; que nous devons éviter avec grand soin ce dernier degré de la dégradation physique de l'animal, et qu'enfin nous pouvons toujours l'éviter dans nos éducations, puisque notre seule volonté suffit, et que les moyens sont toujours à notre disposition.

» Nous trouvons encore dans l'examen des faits un enseignement qui peut avoir son application immédiate ; je veux parler des soins que doivent recevoir les animaux appartenant à notre Société, de la part des personnes auxquelles ils sont confiés, soins qui, négligés, devront amener des insuccès complets qu'on ne manquerait pas d'attribuer à des causes climatériques, tandis que notre négligence seule les aurait provoqués.

» Je conseille donc, pour assurer l'acclimatation de nos yaks, de déplacer les produits obtenus dans un de nos dépôts et de les diriger vers un autre, pour les unir aux produits de ce dernier, et, par ce moyen, éviter les alliances entre ascendants et descendants, entre frères et sœurs. Je demande, en outre, si la chose est praticable, que la Société fasse tous ses efforts pour obtenir un ou deux autres mâles nés au Thibet, et pris dans deux localités différentes (toutes conditions égales d'ailleurs, les foncés en couleur devront être préférés). Ces mâles pourraient servir à de nouveaux croisements avec nos femelles primitives ou celles nées en France. C'est avec toutes ces précautions et des soins bien dirigés, que nous pourrons obtenir un jour assez de branches collatérales éloignées pour que tout rapprochement cesse d'être à craindre. C'est alors, et seulement alors, que l'acclimatation sera complète, si d'autres causes ne viennent l'entraver.

» Ce que je dis ici doit nécessairement s'appliquer à tous les animaux dont la Société poursuit avec tant de zèle l'introduction et l'acclimatation. »

Cette note de M. Aubé offre le plus grand intérêt ; il est impossible de mieux défendre l'importance du croisement, à l'appui de laquelle de nombreuses preuves sont fournies. M. Aubé signale en outre une cause fréquente de l'albinisme chez les animaux, c'est le défaut de croisement.

Du reste, voici d'autres faits qui prouvent que la consanguinité mène à l'albinisme chez les animaux. M. Boudin dit, p. 44 de son mémoire sur les *Dangers des unions consanguines* : « Tout le monde connaît la couleur constamment noire des poules et des coqs de la Flèche. En visitant, le 26 avril 1862, le jardin d'acclimatation avec le directeur M. Rufz, nous fûmes surpris de voir, parmi les animaux de l'exposition, un énorme coq fléchois entièrement blanc ; mais notre étonnement cessa lorsque M. Delouche, exposant et propriétaire du coq, nous eût déclaré avoir produit cet albinos par une série d'accouplements consanguins. Ce coq était accompagné d'une poule de même race, également blanche, mais marquée de petits points noirs, que M. Delouche attribuait à une origine moins complétement consanguine que celle du coq. Un autre exposant, M. Fimier de la Suze (Sarthe), nous déclara avoir vu, lui aussi, deux fois l'albinisme se produire dans la race fléchoise par la seule influence du croisement consanguin répété.

» Un de nos amis, M. d'Avrainville, a produit à la Martinique l'albinisme des tourterelles par le seul accouplement consanguin. »

J'ai vu moi-même quatre chats complétement blancs nés du frère et de la sœur ; un de ces chats mourut au bout de quelques jours. Sur les trois autres il y avait un chat et trois chattes ; je croisai le chat avec une chatte d'un village voisin ; de cet accouplement naquirent encore quatre chats, mais de couleur différente. J'accouplai les deux chattes avec des chats, et de ces accouplements ne sortit pas un seul chat blanc.

Sans doute le dernier mot n'est pas dit sur la question ; il n'en reste pas moins acquis à la science que souvent, chez les animaux, les accouplements consanguins produisent l'albinisme. De nouvelles recherches, de nouvelles expériences restent encore à faire sur ce sujet intéressant.

Non-seulement les accouplements consanguins chez les animaux produisent souvent l'albinisme, ils sont aussi la cause d'infirmités sur lesquelles il est utile d'appeler l'attention.

M. Boudin tient de M. Marjolin l'histoire de deux magnifiques chiens des Pyrénées, le frère et la sœur, qu'il avait reçus en cadeau. M. Marjolin les accoupla dans le but d'en propager la race. Dès la première génération, les produits se trouvèrent frappés de mutisme. Ils avaient perdu la faculté d'aboyer (1).

Voici d'autres faits. M. Bertrand, membre de la Société de statistique de Paris, a écrit ces lignes : « Depuis trente-cinq ou quarante ans, j'élève des chiens de chasse, chiens courants et chiens d'arrêt. Pour conserver les races qui sont excellentes, je ne les croise que lorsque je ne puis faire autrement et qu'il manque soit un mâle, soit une femelle. Or, voici les résultats qui se sont constamment produits dans les deux races. Après un certain nombre de générations, on remarque que les chiens deviennent plus fins et meilleurs encore que leurs producteurs ; par contre, ils sont moins robustes, ils sont plus sujets à la maladie des jeunes chiens. Cette maladie devient de plus en plus violente, et il est très-difficile de les élever. Ceux qui échappent à la maladie ont la vie plus courte que les chiens ordinaires ; les mâles deviennent promptement impuissants et les femelles cessent, encore jeunes, de donner des portées. J'ai vu des chiens naître avec les reins comme brisés. Plusieurs fois j'ai été obligé d'en venir à des croisements par l'impuissance du mâle, et chaque fois le croisement a rendu à la race sa vigueur perdue (2). »

L'observation suivante vient à l'appui des faits cités par M. Bertrand. Il y a quatre ans, j'accouplai un magnifique chien d'arrêt avec sa mère. De cet accouplement naquirent quatre

(1) Boudin, *Mémoires de la Société d'antrhopologie*, 1863, note, p. 508.
(2) Bertrand, *Journal de la Société de statistique*, avril 1862, p. 116,

chiens, deux noirs et deux blancs et noirs; les deux blancs et noirs moururent paraplégiques, à l'âge de deux mois.

La note suivante, que M. Richard (du Cantal) a remise à M. Boudin, prouve encore la fâcheuse influence de la consanguinité sur le produit. En 1838, M. Bella père, directeur de l'Institut agronomique de Grignon, m'a assuré que l'accouplement en dedans, quelque temps continué, d'une race de porcs anglais, avait eu pour résultat la dégradation de la race, et qu'on avait été obligé de renoncer à cette pratique condamnée par l'expérience. Pour mon compte, éleveur dans le département du Cantal, j'évite toujours avec soin les accouplements consanguins, parce que je suis convaincu que ce mode de reproduction du bétail est vicieux (1). »

« Les sauvages, dit Darwin, croisent quelquefois leurs chiens avec des caniches sauvages pour en améliorer la race ; et Pline atteste qu'ils agissaient de même en d'autres temps plus reculés (2). »

M. Magne, directeur de l'école vétérinaire d'Alfort, se montre hostile aux accouplements consanguins chez les animaux. Son opinion est nettement exprimée dans un mémoire ayant pour titre : *Des effets de la consanguinité et de la nécessité du croisement des familles.* Ce mémoire, cité par M. Boudin, dans les *Bulletins de la Société d'anthropologie,* p. 548, a été présenté le 12 mai 1863, à l'Académie de médecine. En voici un passage :

« Les affections communes à l'espèce humaine et aux espèces domestiques qui se montrent après les mariages consanguins sur l'homme, se montrent aussi sur les animaux après les accouplements du même genre. Il n'est pas possible, dans l'état actuel de la science, de dire si la consanguinité agit en altérant la constitution ou seulement en facilitant la transmission des maladies et des vices de conformation. Mais en raison des causes des maladies si nombreuses et si variées auxquelles sont soumis

(1) Boudin, *Journal de la Société de statistique,* avril 1862, p. 114.
(2) Darwin, *De l'origine des espèces,* p. 57.

l'homme et les animaux, les unions croisées sont toujours né-
cessaires pour maintenir la santé ; elles sont souvent utiles dans
les animaux pour conserver les qualités produites par la domes-
ticité. »

M. le comte de Courey, cité par M. Boudin, dans les *Bulletins de la Société d'anthropologie*, p. 549, dit dans son livre
intitulé : *Troisième voyage agricole en Angleterre et en
Écosse*, p. 118 : « M. Webb a remporté tant de prix depuis
une quinzaine d'années et la réputation de son troupeau est si
bien établie, qu'il pense ne devoir plus concourir. On a donné à
chaque lot le bélier qui convenait le mieux pour corriger les
défauts de cette catégorie et pour augmenter les qualités qu'elle
ne possède pas encore à un degré suffisant ; on s'attachait autant que possible à éviter la consanguinité. M. Webb ne prend
jamais de bélier hors de son troupeau, et pour cela il a créé
cinq ou six familles distinctes. »

Bourgelat, le fondateur des écoles vétérinaires, se prononce
pour l'utilité du croisement.

Buffon dit : « On gagnera toujours à donner aux juments des
chevaux étrangers et, au contraire on perdra beaucoup à laisser
multiplier ensemble dans un haras des chevaux de même race ;
car ils dégénèrent infailliblement et en très-peu de temps » Et
à la page suivante, le même auteur ajoute : « Dans l'accouplement des chevaux, on assortira donc le poil et la taille ; on
contrastera les figures ; on croisera les races en opposant les
climats et l'on ne joindra jamais ensemble les chevaux et les
juments nés dans le même haras ; toutes ces conditions sont
essentielles (1). »

Si toutes les opinions que je viens de citer ne suffisent pas
pour prouver d'une manière irréfragable l'utilité du croisement
chez les animaux, elles sont au moins la preuve que cette utilité du croisement a été déjà signalée par plus d'un savant et
aussi par plus d'un zootechnicien distingué. Aussi M. Sanson
a-t-il été bien mal inspiré le jour où il est venu dire à la Société

____

(1) Buffon, t. IV, édit. Bernard, an VIII DU CHEVAL, p. 49, 50 et 51.

d'anthropologie 'que tous les zootechniciens étaient d'accord sur les avantages des accouplements consanguins (5 juin 1862). Nous serions plus en droit de dire que M. Sanson est presque seul à défendre son opinion.

Je terminerai ce chapitre par la citation suivante, qui prouve que l'utilité du croisement est reconnue depuis longtemps : « Dans l'Inde, vers l'année 1600, Ahber Kan était grand amateur de pigeons; on en prit au moins 20 000 avec sa cour : les monarques de l'Iran et du Tiran lui envoyaient des oiseaux très-rares. » Et le chroniqueur ajoute : « Le roi en croisant les races, méthode qu'on n'avait jamais encore pratiquée jusque-là, les améliora étonnamment. » (1)

CHAPITRE IX.

Du croisement dans les plantes entre individus de la même variété.
Des effets de ce croisement.

Ce serait un sujet d'études intéressantes de rechercher par l'expérience et de déterminer d'une manière précise le résultat du croisement dans les plantes. Je ne veux pas parler du croisement des espèces entre elles ; l'hybridation produit le plus souvent l'infécondité, ou si les individus qu'elle produit ne sont pas inféconds, leur fécondité est du moins très-limitée et leurs descendants retournent au type primitif. Du reste, l'hybridation est une question à l'ordre du jour sur laquelle de nombreux documents arrivent de toutes parts ; mais, je l'ai dit, je n'entends pas parler ici de l'hybridation, je ne veux m'occuper que du croisement entre variétés ou entre individus de la même variété, afin de savoir si ce croisement est favorable à la fécondité, et

(1) Darwin, *De l'origine des espèces*, p. 50.

dans quelles conditions, ou bien, au contraire, s'il en limite les effets. Darwin a fait de nombreuses expériences sur ce point, il dit : « J'ai recueilli un ensemble considérable de faits montrant que parmi les plantes un croisement entre des variétés différentes ou entre des individus de la même variété, mais d'une autre lignée, rend la postérité qui en naît plus vigoureuse et plus féconde ; et que, d'autre part, les reproductions entre proches parents diminuent d'autant cette fécondité et cette vigueur. Ces faits suffisent à eux seuls pour me disposer à croire que c'est une loi générale de la nature, quelque ignorant, du reste, que nous soyons sur le pourquoi d'une telle loi, que nul être organisé ne peut se féconder lui-même pendant un nombre infini de générations ; mais qu'un croisement avec un autre individu est indispensable de temps à autre, quoique peut-être quelquefois à de longs intervalles (1). »

Ainsi, pour Darwin, le croisement dans les plantes rend la postérité plus vigoureuse et plus féconde s'il a lieu entre variétés différentes et entre individus de la même variété mais d'une autre lignée. D'autre part, les reproductions entre proches parents diminuent la fécondité et la vigueur. Ce résultat obtenu par Darwin est rempli d'intérêt, à cause de l'analogie frappante qu'il laisse voir entre les plantes et les animaux.

Comment se fait ce croisement entre variétés et entre individus d'une même variété ? Tantôt c'est la loi, la nature l'opère elle-même soit par les vents, soit par les insectes, ou bien en permettant que les abeilles en volant de fleur en fleur transportent du pollen de l'une à l'autre. Tantôt c'est l'expérimentateur qui pratique la fécondation au moyen d'un pinceau en poil de chameau, avec lequel il suffit de toucher d'abord les anthères d'une fleur, et ensuite le stigmate d'une autre pour assurer la fécondation. Mais pour que la fécondation ait lieu d'une manière utile pour le produit, il faut, en général, que le pollen transporté par les abeilles ou le pinceau de l'expérimentateur soit du pollen de plantes appartenant à des individus de

____

(1) Darwin, *De l'origine des espèces*, p. 136.

variétés diverses, ou mieux encore à des individus non parents de la même variété. Darwin dit : « S'il se trouve sur la même brosse du pollen de la même plante mêlé avec celui d'une autre espèce, le premier annulera complétement l'influence du pollen étranger, ainsi que l'a démontré Gærtner (1). »

« Si l'on plante, dit Darwin à la page suivante, près les unes des autres plusieurs variétés de choux, de radis, d'oignons ou de quelques autres plantes, et qu'on les laisse monter en graines ainsi mélangées, le plus grand nombre des jeunes plants qui naissent des graines ainsi obtenues *sont des métis*. Ainsi, j'ai recueilli 233 plants de choux provenant de quelques sujets de variétés diverses qui croissaient les unes près des autres, et sur ce nombre il ne s'en est trouvé que 78 de race pure. Cependant le pistil de chaque fleur de chou est entouré non-seulement de ses six étamines, mais de toutes les étamines des autres fleurs de la même plante ; et le pollen de chaque anthère tombe aisément sur son propre stigmate sans l'intervention des insectes, puisque j'ai trouvé à l'expérience qu'un sujet soigneusement défendu contre leurs atteintes produisait un nombre complet de siliques. Si donc des variétés différentes se croisent si aisément entre elles par ce seul fait qu'elles croissent les unes auprès des autres, il faut que le pollen d'une variété distincte ait un pouvoir fécondant plus fort que le propre pollen de chaque fleur. Ce ne serait, du reste, qu'une application particulière de la loi générale selon laquelle le croisement entre des individus distincts de la même espèce est propice à sa multiplication. Au contraire, quand le croisement s'opère entre des espèces distinctes, l'effet est inverse, parce que le propre pollen d'une plante l'emporte presque toujours en puissance sur un pollen trop étranger. »

Et Darwin ajoute un peu plus loin : « Ce qui ressort d'un grand nombre de faits que j'ai recueillis, c'est que dans le règne végétal, comme dans le règne animal, les croisements au moins accidentels entre individus distincts sont une loi générale de la nature. »

(1) Darwin, *De l'origine des espèces*, p. 138.

Je n'ai fait qu'indiquer la question en m'appuyant de l'autorité de Darwin. Pour la résoudre, il faut tenter de nombreuses expériences ; elles offriront un grand intérêt, puisqu'elles auront pour but de démontrer l'utilité du croisement entre variétés et entre individus d'une même variété.

De plus, ces expériences viendront à l'appui de la loi de l'alternance dans les semences, loi que les agriculteurs connaissent si bien ; ils savent que la terre a ses lois ; elle veut que celui qui la cultive lui obéisse, et s'il voulait, par hasard, violer cette loi d'alternance, il en subirait les conséquences. Sa récolte serait mauvaise ou insufisante.

« Quelle loi dans la nature entière, dit le comte de Maistre, que celle qui a statué que tout ce qui germe dans l'univers désire un sol étranger? La graine se développe à regret sur ce même sol qui porte la tige dont elle descend ; il faut semer sur la montagne le blé de la plaine. De tous côtés on appelle la semence lointaine. »

CONCLUSIONS.

1° L'étude de la consanguinité est une question de pathologie générale. Elle éclaire l'étiologie de plusieurs maladies.

2° L'hérédité ne peut pas être invoquée comme cause de maladies, lorsque les parents consanguins sont bien portants.

3° Suivant M. Boudin, il ressort de la statistique sur les sourds-muets des institutions de Paris, de Bordeaux, de Lyon et de Nogent-le-Rotrou, que la proportion des sourds-muets de naissance issus de mariages consanguins et en dehors de la surdi-mutité héréditaire, est d'environ 30 pour 100 de l'ensemble des sourds-muets de naissance, proportion très-considérable, plus considérable même que celle qui a été observée pour les enfants des sourds-muets.

4° On a des documents encore incomplets sur l'idiotie. Et si l'hérédité de l'aliénation mentale et de l'épilepsie est malheureusement bien constatée, on doit reconnaître que dans un certain nombre de cas on n'a pas tenu compte de l'influence de la consanguinité.

5° D'après M. Liebreich, l'affection désignée improprement sous le nom de *rétinite pigmentaire* se rencontre fréquemment chez les individus issus de mariages consanguins. Sur 66 individus non sourds-muets atteints de rétinite pigmentaire, il en a vu vingt-cinq qui étaient issus de mariages consanguins.

6° Sur 965 sourds-muets, M. Liebreich a trouvé 33 cas de rétinite pigmentaire, et sur ces 33 il y avait 9 sourds-muets issus de parents consanguins. Pour le plus grand nombre, les renseignements relatifs à la consanguinité ont fait défaut.

7° Dans les conditions où les alliances sont restreintes, l'influence fâcheuse de la consanguinité est évidente. Ainsi, à Berlin, selon M. Liebreich, il y a :

6 sourds-muets sur 10 000 chrétiens en grande majorité protestants ;

3,1 sourds-muets sur 10 000 catholiques ;

27 sourds-muets sur 10 000 juifs.

8° Dans les îles, dans les pays de montagnes, l'influence fâcheuse de la consanguinité est également évidente. M. de Watteville a trouvé que sur 22 départements de montagnes en France, il y avait 1 sourd-muet sur 1158 habitants, tandis que sur 25 départements de plaines et de cultures, il y avait 1 sourd-muet sur 2285 habitants.

9° Nous pensons, avec M. Boudin, qu'il n'y a aucune solidarité entre le croisement des races et des familles, mais que le croisement des races n'a expérimentalement par lui-même aucun des inconvénients qui lui ont été prêtés, et que l'infécondité des produits de ces croisements est niée par les observations les plus autorisées.

10° Dans mon opinion, il serait à désirer que la loi actuelle qui permet les mariages entre cousins germains fût plus restreinte.

11° Chez lés animaux, les accouplements consanguins produisent des individus qu'on ne doit pas considérer comme des types perfectionnés au point de vue physiologique, malgré le soin qu'on met a choisir les producteurs. Le croisement pourrait diminuer les inconvénients de la consanguinité.

12° Chez les végétaux, il serait utile de pratiquer le croisement des individus de la même espèce. Selon Darwin, ce croisement produirait de bons effets.

Paris. — Imprimerie de E. MARTINET, rue Mignon, 2.